疼痛预防与康复丛书

总主编　王锡友　曹克刚

腰背痛

主　审　付国兵

主　编　国　生　薛小娜

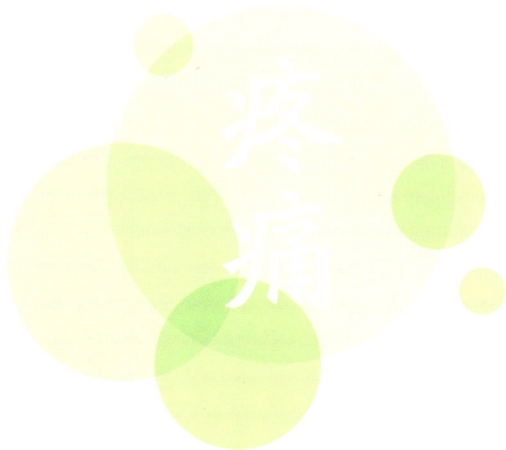

中国健康传媒集团

中国医药科技出版社 ·北京

内 容 提 要

　　本书是"疼痛预防与康复丛书"之一。本书梳理了临床上大家普遍关注的腰背痛问题，用简洁、通俗的语言，以问答的形式，从腰背痛的基础知识、引起腰背痛的常见疾患、腰背痛的鉴别、腰背痛的治疗与调养、腰背痛的康复和腰背痛的预防等6个方面进行了系统总结和详细论述。本书旨在向被腰背痛困扰的患者及其家属客观全面地介绍腰背痛疾病的相关知识，图文并茂，配有视频，适合基层医生、腰背痛患者及其家属阅读学习。

图书在版编目（CIP）数据

　　腰背痛 / 国生 , 薛小娜主编 . -- 北京 : 中国医药科技出版社 , 2025. 7. -- (疼痛预防与康复丛书).
ISBN 978-7-5214-5353-9

　　Ⅰ . R274.915

中国国家版本馆 CIP 数据核字第 2025RV2341 号

美术编辑　陈君杞
版式设计　也　在

出版　**中国健康传媒集团** | 中国医药科技出版社
地址　北京市海淀区文慧园北路甲 22 号
邮编　100082
电话　发行：010-62227427　邮购：010-62236938
网址　www.cmstp.com
规格　880 × 1230 mm $\frac{1}{32}$
印张　5 $\frac{3}{8}$
字数　124 千字
版次　2025 年 7 月第 1 版
印次　2025 年 7 月第 1 次印刷
印刷　天津市银博印刷集团有限公司
经销　全国各地新华书店
书号　ISBN 978-7-5214-5353-9
定价　**35.00 元**

获取新书信息、投稿、为图书纠错，请扫码联系我们。

总主编简介

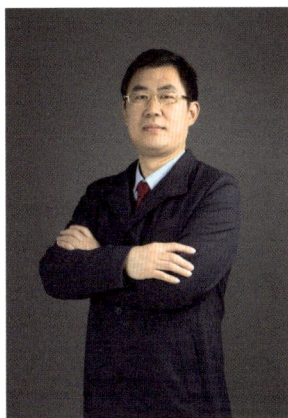

王锡友

　　北京中医药大学东直门医院推拿疼痛科主任，主任医师，硕士生导师，臧福科教授全国名老中医工作室继承人，北京中医药"薪火传承 3+3 工程"孙呈祥教授名医工作室继承人。现任中华中医药学会疼痛学分会副主任委员兼秘书长，中华中医药学会小儿推拿外治分会常务委员，中国民族医药学会推拿分会副主任委员，中国中医药信息学会治未病分会副主任委员，中国中药协会中医药适宜技术专业委员会常务委员，北京中医药学会疼痛专业委员会主任委员，北京市中西医结合学会宫廷正骨学术研究专业委员会副主任委员，北京医师协会疼痛专科医师分会常务理事，北京中医药学会按摩专业委员会副主任委员。现任《中国医药导报》杂志编委，《北京中医药》杂志审稿专家，《中国民间疗法》杂志编委。

总主编简介

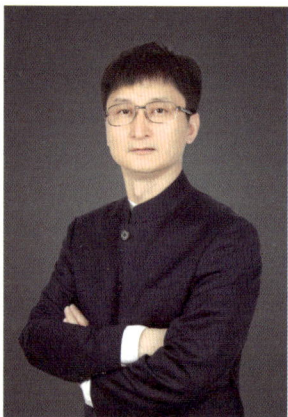

曹克刚

北京中医药大学博士研究生导师，博士后合作导师，北京中医药大学东直门医院中医脑病主任医师。北京市科技新星，全国优秀中医临床人才，首都中青年名中医，国家中医药管理局"青年岐黄学者"，北京中医药新时代 125 工程领军人才。长期从事中医药防治中风、头痛等脑系疾病的临床与基础研究。现任中国农村卫生协会中医药专业委员会副主任委员兼秘书长，世界中医药学会联合会脑病专业委员会副秘书长，中华中医药学会脑病分会常委，中华中医药学会信息学分会副秘书长，承担国家科技重大专项、国家重点研发计划、国家自然科学基金和国家科技支撑计划等多项国家级课题。

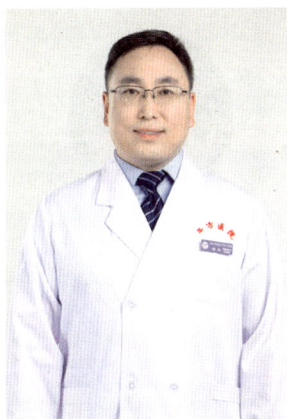

国 生

　　主任医师，博士生导师，北京中医药大学东方医院推拿理疗科主任。现任中华中医药学会推拿分会副秘书长，中华中医药学会疼痛分会常务委员，中国民族医药学会推拿分会副会长，北京中西医结合学会疼痛专业委员会主任委员等。

主编简介

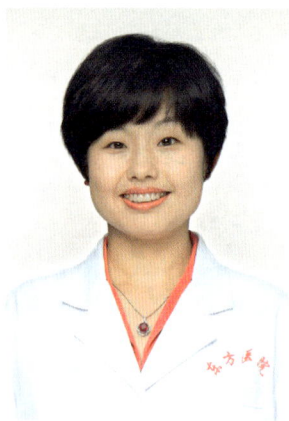

薛小娜

　　副主任医师，副教授，硕士生导师。毕业于北京中医药大学中西医结合专业，是全国第七批名老中医药专家王素梅教授学术继承人。兼任中华中医药学会儿科分会委员，北京中西医结合学会儿童保健专业委员会常务委员，北京中西医结合学会多动抽动症专业委员会委员。

丛书编委会

本书编委会

主　审　付国兵

主　编　国　生　薛小娜

副主编　牛宏田　张丁若

编　者（按姓氏笔画排序）

牛宏田（北京中医药大学）

王　然（北京中医药大学）

王　鑫（北京中医药大学）

张丁若（北京中医药大学）

李莹君（北京中医药大学）

陈茂豪（北京中医药大学）

国　生（北京中医药大学东方医院）

胡可馨（北京中医药大学）

顾石祥（北京中医药大学）

高守连（北京中医药大学）

薛小娜（北京中医药大学东方医院）

序

疼痛，这个看似平常却影响深远的感受，正悄然侵蚀着千万人的生活质量。头痛欲裂、颈肩僵硬、腰背酸痛、神经刺痛……这些挥之不去的困扰，让简单的日常活动变得艰难，让原本的活力与笑容蒙上阴影。特别是在当下这个时代，生活节奏快、工作压力大，再加上我们国家人口老龄化趋势明显，疼痛问题越来越普遍，也越来越复杂。很多人对疼痛的认识存在误区：要么觉得"忍忍就过去了"，结果小痛拖成大病；要么过度恐慌，病急乱投医。这都反映出，我们太需要科学、系统、实用的疼痛知识普及了！

正因如此，当我看到这套凝聚了国内疼痛领域众多顶尖专家心血的《疼痛预防与康复丛书》时，感到由衷的欣慰和振奋。它的出版，恰逢其时，意义重大。

第一，这套丛书"接地气"，解决的是老百姓最常遇到的"痛点"。它没有好高骛远，而是精准聚焦在偏头痛、三叉神经痛、肩臂痛、腰背痛等最常见也最让人烦恼的疼痛问题上。这些都是我们临床工作中天天碰到，患者反复诉说的痛苦来源。丛书针对这些问题，把深奥的医学知识掰开了、揉碎了，用大家都能听懂的语言讲清楚：疼痛是怎么来的？有什么规律？日常生活中哪些习惯容易诱发？核心目标就是帮助大家"识痛""懂痛"，不再稀里糊涂地忍受。

第二，这套丛书真正抓住了疼痛防治的"牛鼻子"——"预防"与"康复"。丛书名《疼痛预防与康复丛书》就点明了精髓，不只是告诉大家病了怎么治，更强调"没痛时怎么防，有痛时怎么科学地康复"。书中提供了大量来自专家临床实践、切实可行的建议：从日常怎么坐、怎么站、怎么动，到如何识别疼痛风险、早期自己判断，再到疼痛发生后的家庭康复锻炼、减少复发的方法。这就像给大家配备了一套"健康工具箱"，让每个人都能在专业医疗之外，主动管理好自己的疼痛问题，从"被动挨打"变成"主动防御"。

第三，这套丛书架起了医患之间沟通的"桥梁"。疼痛的感受很主观，医生诊断治疗，非常依赖患者准确描述自己的情况。这套丛书普及了很多疼痛相关的医学术语和基本概念，帮助大家能更清晰、更准确地跟医生交流自己的不适。患者明白了，医生解释治疗方案也更容易，这样配合起来更顺畅，治疗效果自然更好。可以说，这套丛书是促进医患同心、共克疼痛的好帮手。

第四，这套丛书的编写团队阵容非常强大，由北京中医药大学东直门医院、中国医学科学院阜外医院等国内顶尖医疗机构的权威专家领衔。像王锡友教授、曹克刚教授等，都是各自领域的佼佼者，既有深厚的理论功底，又有极其丰富的临床经验。他们亲自执笔，确保了内容的科学性、权威性和实用性。书中的建议，不是纸上谈兵，而是经过千锤百炼的实战经验总结。

朋友们，健康是幸福生活的基础，而远离疼痛是健康的重要保障。普及疼痛防治知识，提升全民健康素养，是我们建设"健康中国"不可或缺的一环。这套《疼痛预防与康复丛书》，正是响应这一国家战略的具体行动。它不仅是饱受疼痛困扰者的"及时雨"，也是每个关爱自身和家人健康者的"枕边书"。愿这套丛书如同一盏明灯，照亮大家认识疼痛、管理疼痛的道路，帮助更多人摆脱疼痛的困扰，重拾无痛生活的自在与尊严，享受健康、充实、有品质的人生！

唐学章

中华中医药学会疼痛学分会主任委员

2025 年 5 月于北京

前　言

在现代社会的激流中，快节奏的生活、繁重的工作压力以及不可逆转的人口老龄化趋势，使得疼痛——这种无声而普遍的疾苦——正日益成为侵蚀大众健康、降低生活质量的显著威胁。偏头痛、三叉神经痛、肩臂痛、腰背痛……它们如同无形的枷锁，困扰着无数人的日常生活，消磨着生命的活力与尊严。疼痛远非简单的"不适感"，其背后隐藏着复杂的生理病理机制。然而，公众对疼痛的认知常陷入误区——或过度恐惧，或麻痹忽视。

为了系统性、科学性地普及疼痛预防与康复知识，回应社会日益增长的健康需求，助力公众掌握健康主动权，我们编写了这套《疼痛预防与康复丛书》。本丛书围绕当下最为常见、困扰人群最为广泛的疼痛问题，组织了具有较高学术素养和丰富临床诊疗经验的国内相关领域权威专家编写，从而确保了内容的科学性、实用性、前沿性与普及性的高度统一。

本丛书以问题为导向，覆盖核心痛症，突出"预防"与"康复"，重视"未痛先防"与"既痛能康"，运用深入浅出、通俗易懂的语言，系统阐释各类常见疼痛的病因、发病机制和发展规律，旨在为不同人群提供切实可行的预防策略和康复路径。从日常生活中的科学姿势、合理运动，到风险因素的识别与规避；从疼痛初起的自我评估、正确应对，到康复锻炼的实用技巧。本丛书力求引导公众走出认知误区，建立科学、理性的疼痛观，从疼痛的被动承受者转变为自身健康的积极管理者。

本丛书的出版得到了各分册主编的大力支持，凝聚了所有编委的心血与智慧。他们不仅是各自领域的学术翘楚和临床大家，更是怀揣医者仁心、积极投身健康科普事业的躬行者。我们谨向所有参与编写的专家致以最崇高的敬意与最诚挚的感谢，是他们的倾力奉献、严谨治学和对读者疾苦的深切共情，成就了这套丛书。

由于时间所限，丛书编写过程中难免有不足之处，期盼各位读者在阅读和使用过程中对丛书的不足提出宝贵意见，以便将来再版时不断完善。

编　者
2025 年 4 月

编写说明

　　腰背痛，作为一种常见的健康问题，影响着无数人的生活质量。它不仅可能由长时间的坐姿、站姿或运动损伤引起，还可能与年龄、性别、遗传、心理等因素密切相关。然而，很多人对腰背痛的认识仅限于疼痛本身，而对其成因、预防、治疗和康复等方面的知识知之甚少。因此，我们编写了这本《腰背痛》（《疼痛预防与康复丛书》），旨在为广大读者提供全面、实用的腰背痛相关健康知识。

　　本书以问答的形式，针对腰背痛患者及其家属关心的问题，进行了系统而详细的解答。我们深知，面对腰背痛这一复杂的健康问题，患者往往会有许多疑问和困惑。因此，我们从腰背痛的基础知识入手，深入剖析了腰背痛的成因、分类、症状以及治疗方法等内容。同时，我们还特别关注了腰背痛的预防与康复，为读者提供了实用的建议和策略。

　　在编写过程中，我们力求做到以下几点。首先，确保内容的科学性和权威性。我们邀请了医学领域的专家、学者参与丛书的编写和审核工作，确保书中的信息准确、可靠。其次，我们注重内容的实用性和可操作性。本书不仅提供了腰背痛的治疗方案，还介绍了许多预防和康复的方法。这些方法都是基于医学研究和临床实践得出的，旨在帮助患者更好地管理自己的健康问题。最后，我们关注读者的阅读体验。本书采用问答的形式，对腰背痛的相关知识、预防方法、治疗手段和康复技巧等进行了系统的梳理和阐述。全书力求以通俗易懂的语言，解答读者在腰背痛方面的疑惑，帮助读者更好地了解和管理自己的健康状况。

本书的出版，旨在为广大读者提供一份全面、实用的腰背痛健康指南。我们希望通过此书，能够帮助读者更好地了解、预防、治疗腰背痛，从而拥有更加健康、舒适的生活。同时，我们也期待与读者共同探讨腰背痛健康问题，共同为提高人们的健康水平而努力。

在此感谢所有参与此书编写和审核工作的专家和学者，他们的辛勤付出使得本书得以顺利完成。同时也要感谢广大读者的信任和支持，我们将继续努力，为大家提供更多优质、实用的健康知识。

在医学领域，新的研究成果和技术不断涌现，我们也在不断地学习和更新自己的知识。因此，如果在阅读本书的过程中发现任何不足之处，请不吝赐教，我们将不胜感激。

编　者

2025 年 3 月

第一章

腰背痛的基础知识

第二章

引起腰背痛的常见疾患

第三章

腰背痛的鉴别

第五章

腰背痛的康复

第六章

腰背痛的预防

第一章
腰背痛的基础知识

腰背部在哪里?

腰背部的生理解剖结构是什么样的?

腰背部相关的骨骼有哪些?

腰背部的骨骼是怎样连在一起的?

腰背部的重要肌肉有哪些?

......

第一节　了解腰背部

？001

腰背部在哪里？

腰背部在人体上半身的后部区域，包括腰部和背部的两大部分。具体如下所述。

❶ 腰部：腰部位于人体脊柱两侧，骨盆上方，大约从第12 胸椎（或最后一根肋骨下方）开始，到第 4 腰椎（或骨盆上方）结束。腰部主要由腰椎、腰部肌肉（如腰大肌、腰方肌）、韧带、神经和血管等结构组成。

❷ 背部：背部广泛，包括从颈部延伸到腰部的整个脊柱及其周围的肌肉、韧带和皮肤。背部还包括肩胛骨和肩胛带区域。

腰背部是人体的重要支撑结构，它承载着身体的重量，同时参与许多日常活动，如弯腰、转身和提重物等。由于这些功能，腰背部容易受到损伤或疼痛，常见的腰背部问题包括腰椎间盘突出、腰肌劳损、腰椎骨折和背部肌肉拉伤等。

因此，保持良好的姿势、避免长时间保持同一姿势、加强腰背部肌肉锻炼和正确使用身体力量等，都是预防腰背部问题的重要措施。

?002

腰背部的生理解剖结构是什么样的？

上文解释了腰背部在身体是怎样划分的，那么腰背部的生理解剖结构是怎样的呢？

腰背部的生理解剖结构相对复杂，主要包括骨骼、肌肉、韧带、血管、神经等组织。以下是对腰背部生理解剖结构的简要概述。

1 骨骼

脊柱（图 1-1）是腰背部的核心结构，由多个椎骨组成，包括颈椎、胸椎、腰椎、骶椎和尾椎。

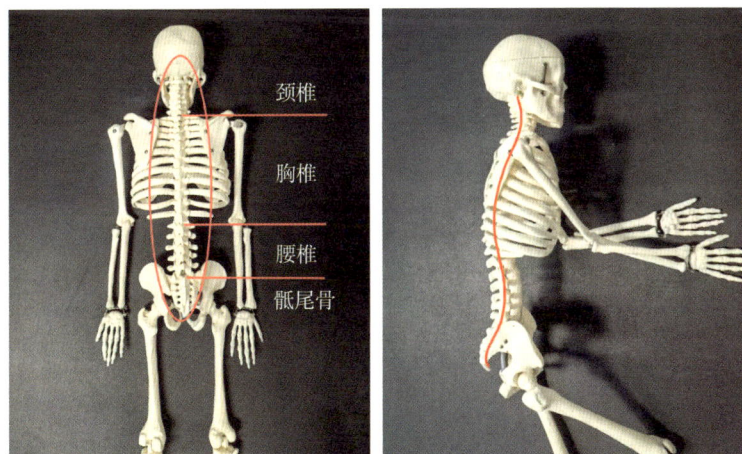

颈椎

胸椎

腰椎

骶尾骨

图 1-1　脊柱

❶ 腰椎：是腰背部的主要骨骼结构，共有 5 个节段（L_1–L_5），它们位于脊柱的下部，连接着胸部和骨盆。腰椎是脊柱中承受体重的主要部分，它们体积较大，上下扁平，前缘高度逐渐递增，后缘高度逐渐递减，形成腰椎生理性前凸。腰椎具有较大的活动度，允许腰部进行前屈、后伸、侧屈和旋转等动作。

❷ 胸椎：是背部核心骨骼，共有 12 块椎体（T_1 ~ T_{12}），居脊柱中段，上连颈椎、下接腰椎。其借肋凹与肋骨构成胸廓，保护胸腔脏器。胸椎与腰部和颈部协同动作，实现胸部前屈、后伸、侧屈及轻微旋转。其独特结构对维持姿势、缓冲冲击、保障内脏意义重大。

❸ 骶骨和尾骨：位于腰椎的下方，与骨盆相连，共同构成骨盆的后部。

❹ 肋骨：虽然大部分肋骨位于胸部，但最下方的几根肋骨与腰椎相连，形成胸腰结合部（图 1–2）。

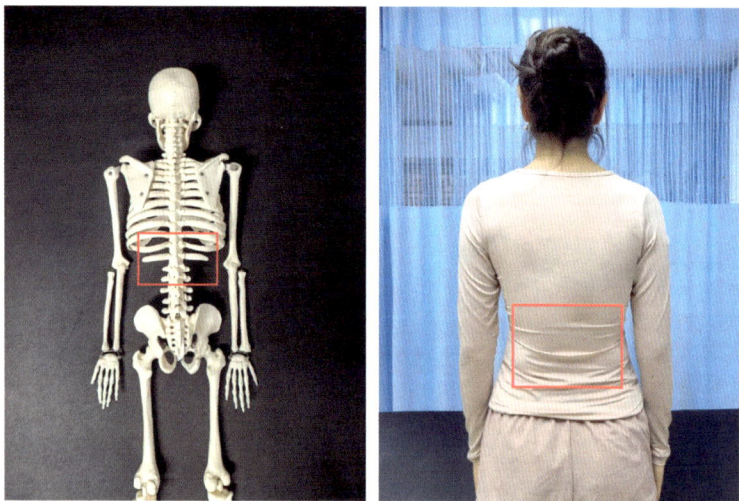

图 1–2　胸腰结合部

❺ 肩胛骨：位于背部外上方，是背部重要的骨性结构。肩胛骨为三角形扁骨，贴于胸廓后外面，介于第 2 ~ 7 肋骨之间。其周围与众多背部肌肉、韧带相连，共同参与背部运动，维持身体姿势。例如，斜方肌、背阔肌等背部肌肉附着于肩胛骨上，通过肌肉的收缩和舒张带动肩胛骨运动，进而实现上肢的各种动作。

2 肌肉

腰背部肌肉分为浅层肌肉和深层肌肉。浅层肌肉主要包括背阔肌、竖脊肌等，它们跨越多个脊柱节段，负责腰部的屈伸和旋转。深层肌肉则包括多裂肌、回旋肌等，位于腰椎的两侧，负责稳定腰椎和控制腰部的细微动作。

3 韧带

腰背部有许多韧带，如棘上韧带、棘间韧带、横突间韧带等。这些韧带连接着腰椎的各个部分，起到稳定腰椎、限制腰椎过度活动的作用。

4 血管和神经

腰背部有丰富的血管网络，为腰部组织提供血液供应。同时，腰背部也是许多神经的通过区域，如脊神经根、交感神经等。这些神经负责传递腰部的感觉和运动信息。

5 皮肤和筋膜

皮肤覆盖在腰背部的表面，具有保护、感觉等功能。深筋膜将腰背部的肌肉和骨骼连接起来，形成一个整体结构。

腰背部的生理解剖结构是一个复杂的系统，各个组织之间相互协作，共同维持腰部的正常功能和活动。了解腰背部的生理解剖结构有助于更好地理解和处理腰背部相关的健康问题。

? 003

腰背部相关的骨骼有哪些？

简单来说，骨骼就是体内的坚硬架子。它像是一个支撑和保护身体的框架，让人们能够站立、行走、跳跃，甚至做各种复杂的动作。骨骼主要由许多块骨头组成，这些骨头通过关节和韧带连接在一起。

除了支撑和保护身体，骨骼还有很多其他的功能。比如，它可以帮助机体制造红细胞和白细胞，这些细胞在血液中起着非常重要的作用。此外，骨骼还可以储存矿物质，比如钙，这些矿物质在人体需要的时候可以释放出来供身体使用。

腰背部骨骼的解剖知识主要包括以下几个部分。

1 胸椎

胸椎，指胸段脊柱上的骨头，宛如人体中轴上的一串精巧"链条"，彼此相连，构筑起胸腔的坚实框架。

胸椎总共有 12 块椎骨，自上而下依次为胸1~ 胸12。它们共同保护胸腔脏器，使人们能够进行呼吸、保持姿势、完成多种上肢活动。胸椎的两侧与肋骨紧密相连，如同铠甲的支架，将肋骨稳固地固定在胸腔周围，增强了胸廓的稳固性和抗外力能力。每块胸椎骨均具备独特的解剖特征，其椎体呈心形轮廓，椎弓根与椎弓板构成椎孔通道，棘突、横突及关节突形成骨性连接点。

2 腰椎

　　腰椎，指腰部那段脊柱上的骨头。它们就像是身体中间的一串坚硬的"珠子"，一个接一个地排列在一起，支撑起人体上半身。

　　腰椎总共有 5 块椎骨，从上到下分别是腰 1、腰 2、腰 3、腰 4 和腰 5。每块椎骨都有它特定的形状和功能，但总体来说，它们都能支撑体重，让人们能够站立、行走、弯腰和扭转身体。腰椎的两侧还有很多肌肉和韧带，它们像是绳索一样，把腰椎紧紧地绑在一起，增强了腰部的稳定性和力量。

　　腰椎由椎体、椎弓根、椎弓板、棘突、横突和上、下关节突等结构组成。腰椎的椎体较大，横断面呈肾形，椎孔呈卵圆形或三角形。

3 骶骨

　　骶骨就是位于腰部下方的大骨头。其形状有点像一个三角形，但其实是由多个小骨头融合在一起形成的。

　　它位于脊柱的最下端，连接着腰椎和尾骨。骶骨作为骨盆的后半部分，和两边的髋骨（也就是位于臀部的骨头）一起组成了骨盆。骶骨的主要作用是提供支撑和连接。它像是一个坚固的底座，支撑起上半身，并连接着腰椎和骨盆，让人们能够稳定地站立和行走。

4 尾骨

尾骨，就是人们通常说的尾巴骨，位于脊柱的最末端。尾骨是一块相对较小的三角形骨头，由几块小椎骨融合在一起形成。

虽然尾骨并不直接参与日常活动，比如走路、跑步等，但它仍然是脊柱的一部分，起到了支撑和连接的作用。尾骨周围有一些肌肉和韧带，它们与尾骨相连，帮助人们维持身体的平衡和稳定。同时，尾骨也参与形成骨盆的一部分，为人们体内的器官提供保护。

5 肋骨

肋骨，指环绕胸腔、构成胸廓两侧及前部的弧形骨条。它们犹如坚韧的"铠甲束带"，自背部脊柱延伸至胸前，与胸骨共同编织成保护胸腔脏器的安全屏障。

肋骨共有 12 对，对称分布于胸廓两侧，依据连接方式可分为真肋、假肋与浮肋。真肋前端借肋软骨与胸骨直接相连；假肋则通过肋软骨间接附着于胸骨；浮肋前端游离，未与胸骨相连。每根肋骨皆具独特形态与功用，但总体而言，它们协同构筑起胸腔的稳固框架，既保护着心脏、肺等重要脏器，又参与呼吸运动，通过肋间肌的收缩与舒张，助力人体完成吸气与呼气动作。

从背侧观之，肋骨近端膨大形成肋头，其表面覆有关节软骨，与胸椎椎体的肋凹构成肋头关节，实现肋骨与脊柱的灵活连接。肋头外侧略缩窄形成肋颈，肋颈外侧的肋结节与相应胸椎的横突肋凹相关节，进一步加固肋骨与胸椎的连接。肋骨主体呈扁平的弧形条状结构，称为肋体，其内面下缘处有肋沟，内有肋间神经、血管走行。肋骨末端借肋软骨与胸骨相连或形成游离端，赋予胸廓一定的弹性与活动度。

6 肩胛骨

肩胛骨是背部上方呈三角形的扁骨，为上肢提供运动支点。其背面有肩胛冈，分隔出冈上窝和冈下窝，为肌肉提供附着点；外侧角有关节盂，与肱骨头构成肩关节。肩胛骨可进行上提、下降、内收、外展、上旋和下旋等多种运动，协同上肢完成复杂动作，并与众多肌肉和韧带相连，维持肩关节的稳定性和灵活性。

7 椎间孔

椎间孔在脊柱的每一节（除了第一节和最后一节）都存在，它们串联在一起，形成了一个从颅底到骨盆的通道。

椎间孔的主要作用是为神经和血管提供通道。具体来说，脊髓（中枢神经系统的一部分）通过脊柱中的椎管向下延伸，而在脊髓的两侧，有许多神经根分支。这些神经根通过椎间孔穿出，进而支配着身体各个部位的感觉和运动功能。

例如，当手臂或腿部感觉到疼痛、触觉或温度变化时，这些信息就是通过神经根传递到大脑的。同样，当人们想要移动手臂或腿部时，大脑发出的指令也是通过这些神经根传递到相应的肌肉。除了神经根，一些血管也通过椎间孔穿行。这些血管为脊髓和神经根提供必要的营养和氧气，并带走代谢废物。

因此，椎间孔对于维持人体的正常生理功能至关重要。如果椎间孔受到压迫或损伤，可能会导致神经根受压，从而引发一系列的症状，如疼痛、麻木、无力等。

8 关节突关节

关节突关节是脊椎骨之间的一种特殊连接方式。可以想象它就像是两块脊椎骨之间的"小关节"，这些"小关节"是由一个椎骨的上关节突和另一个椎骨的下关节突相互咬合形成的。

具体来说，每个椎骨都有一对关节突，分为上关节突和下关节突。这些关节突位于椎骨的特定位置，它们近似呈冠状位，也就是说，它们是从椎骨的后部向外侧突出的。相邻椎骨的上、下关节突相互咬合，就形成了关节突关节。

关节突关节在人体中起着非常重要的作用。首先，它决定了脊柱的运动范围和方向。当弯腰、扭动身体或者做其他脊椎活动时，关节突关节就在发挥着它们的作用，让脊椎能够灵活运动。其次，关节突关节在承重过程中也发挥着重要的作用，与椎间盘共同担负承重功能。

然而，关节突关节也有可能出现一些问题。比如，当关节突关节发生炎症或者退变时，就可能会导致腰部疼痛或者其他不适症状。

这些骨骼结构共同构成了腰背部的骨架，为肌肉、韧带等软组织提供了附着点，并允许人体进行各种复杂的运动。

?004

腰背部的骨骼是怎样连在一起的?

腰背部的骨骼之间是通过一系列复杂的结构和组织连接在一起的。

1 椎间盘

椎间盘,简单来说,就像是脊柱中的"小垫子"或"缓冲器"。在腰椎之间,有一些柔软而有弹性的东西填充着,那就是椎间盘。每个椎间盘都像一个小圆饼,位于2块椎骨之间。

椎间盘主要由两部分组成:一个是坚韧的外层,叫纤维环,它就像是一个轮胎,把内部的物质紧紧包裹住;另一个是内部的柔软物质,叫髓核,它就像轮胎里的气体,给椎间盘提供了弹性和缓冲作用。当人们弯腰、转身或者跳跃时,椎间盘可以吸收冲击和震动,起到一个很好的缓冲作用,保护脊柱不受到过度的冲击。

2 韧带

韧带主要是起到固定和支撑的作用。例如,前纵韧带和后纵韧带分别位于椎体的前后两侧,像2条坚固的带子一样,将椎骨紧密地连接在一起,防止椎骨发生前后移动。而黄韧带则位于椎管内,可以限制脊柱的过度弯曲。腰椎还通过韧带与骨盆相连，可以让人们在行走、跳跃时保持身体的稳定。

3 关节

　　如前所述，在腰椎的两侧，还存在关节突关节。关节突关节就像是小型的关节一样，可以允许腰椎进行一定程度的旋转和侧屈。

　　此外，腰椎和脊柱的背部部分通过横突、韧带与周围组织相连。

　　腰椎的两侧有横突，横突上有很多肌肉的附着点，这些肌肉可以帮助人们控制腰部的运动。

　　总的来说，腰背部的骨骼通过椎间盘、韧带和关节等多种结构和组织连接在一起，形成了一个坚固而灵活的整体。

❓005

腰背部的重要肌肉有哪些？

　　了解腰背部肌肉对于理解腰背痛非常重要。腰背部疼痛是许多人都会遇到的问题，而腰背部肌肉的健康状况往往是导致这一问题的关键因素之一。通过了解这些肌肉的结构和功能，可以更好地预防、治疗和防止腰背痛的发生。

① 斜方肌

斜方肌（图 1-3）位于颈部和背部，具体来说，就是颈部后面和肩膀之间的区域。当人们转头或者耸肩的时候，参与活动的肌肉里就有斜方肌。

从形状上来看，斜方肌就像是一个大大的三角形，但是它并不是单独的一个三角形，而是左右两侧各有一个，合起来就像一个斜放的方形，所以叫斜方肌。

斜方肌的主要功能就是连接肩膀和头部、背部的骨头。斜方肌就像是一条"拉索"，把肩膀和头部、背部紧紧地拉在一起，这样身体就能保持一个稳定的姿势。

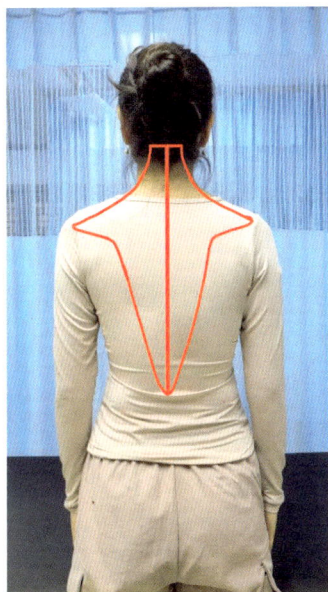

图 1-3　斜方肌位于背部的位置

具体来说，斜方肌可以帮助完成很多动作。比如，当想要抬头看天花板的时候，斜方肌就会收缩，帮助把头抬起来。当想要耸肩或者把肩膀往后缩的时候，斜方肌也会参与进来。此外，斜方肌还能帮助转动头部，比如向左看或者向右看的时候，斜方肌就会起到辅助的作用。

值得一提的是，斜方肌在少年儿童时期的发育特别重要。因为这个时期是身体发育的关键时期，如果斜方肌得到了充分的锻炼和发育，就可以帮助预防和矫正驼背等不良姿势。

2 背阔肌

背阔肌（图1-4）位于背部和侧腰部，是背部最宽阔、最明显的肌肉之一。背阔肌的形状就像是一个大大的翅膀，覆盖了背部和腰部的外侧。

它的起点非常广泛，包括胸椎、腰椎和骨盆的下部，甚至延伸到臀部。而它的止点则集中在上臂的肱骨上，也就是说，背阔肌跨越了整个背部和肩部，连接着上半身的重要部位。

那么，背阔肌的主要作用是什么呢？

首先，它可以帮助完成很多

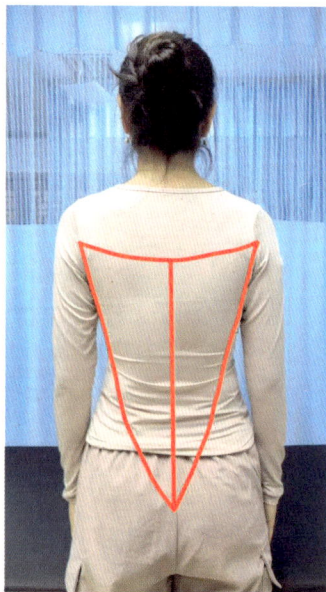

图1-4 背阔肌位于背部的位置

手臂的拉伸和收缩动作。比如，当做引体向上或者划船运动时，背阔肌就会发挥主要的作用，帮助拉起身体或者划船。

其次，伸直手臂或者将手臂向身体两侧展开时，背阔肌也会参与。

除了手臂的动作外，背阔肌还对呼吸和身体姿势有重要的影响。当进行深呼吸时，背阔肌会协助肋骨进行扩张，帮助肺部吸入更多的空气。在维持身体的姿势方面，背阔肌也是必不可少的。它可以帮助保持背部的挺直，防止驼背等不良姿势的出现。

3 菱形肌

菱形肌（图 1-5）是一块位于背上部的肌肉，它藏在斜方肌的深层里。

首先，菱形肌的起点是从颈椎的第 6、7 节和胸椎的第 1~4 节的棘突开始，这是它从脊柱上"长"出来的地方。然后，它的肌纤维斜向外下方延伸，最终连接到肩胛骨的内侧缘。

菱形肌的主要功能非常强大。当人们需要让肩胛骨靠近背部中线时，菱形肌就会发挥作用，帮助人们完成这个动作。

它可以让人们把肩胛骨向内

图 1-5　菱形肌位于背部的位置

收、内旋，并向上提。有助于人们调整背包的位置，或者把重物靠近身体。此外，菱形肌还有一个重要的作用就是维持正常体态，与前锯肌一起，使肩胛骨固定在正常的生理位置上。如果菱形肌受损或无力，肩胛骨可能会处于前伸的位置，导致体态不佳。

在日常生活中，可以通过一些方法来养护菱形肌。比如，避免长时间保持同一姿势，尤其是低头看手机或电脑；适当的运动也可以帮助人们强化菱形肌，可进行一些背部和肩部的拉伸运动，或者进行一些有氧运动，以增强身体的整体素质。

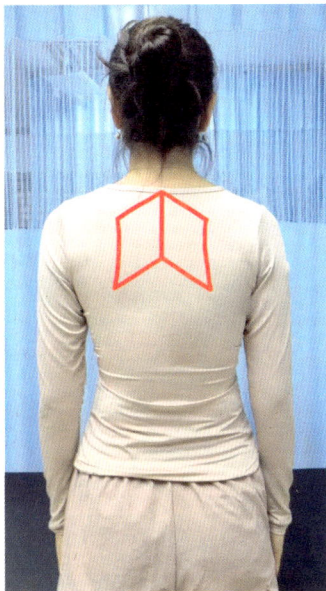

4 竖脊肌

竖脊肌（图 1-6）也叫骶棘肌，它就像是一条沿着脊柱的"拉链"，从下背部一直延伸到颈部。想象一下，脊柱就像一根"棍子"，而竖脊肌紧紧包裹着这根"棍子"，帮助它保持稳定和直立。

具体来说，竖脊肌由 3 块肌肉组成：髂肋肌、最长肌和棘肌。这些肌肉各自负责不同的区域：髂肋肌主要负责下背部，最长肌则跨越中背部，而棘肌则位于颈部。

竖脊肌的主要功能有 2 个。

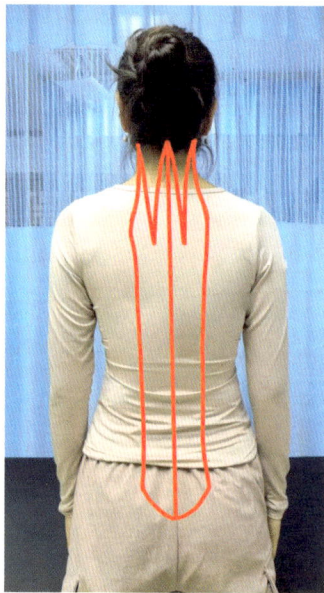

图 1-6　竖脊肌在背部的位置

首先，它可以控制脊柱的运动方向。当想要侧屈脊柱或者向后伸展脊柱时，竖脊肌就会发挥作用。

其次，竖脊肌还能维持脊柱的稳定性。提重物或者做剧烈运动时，如果没有竖脊肌的支撑，脊柱可能会摇晃不定。竖脊肌可以帮助脊柱对抗外来负荷，确保它稳稳当当的。

5 横突棘肌

横突棘肌（图 1-7）是一组位于背部深处的肌肉群，它们像一条条斜向的带子，从脊柱的横突（就是脊柱旁边的突起部分）出发，斜向上方连接到脊柱的棘突（脊柱上的尖锐突起）。

横突棘肌由三个主要部分组成：半棘肌、多裂肌和回旋肌。

❶ 半棘肌：半棘肌是横突棘肌群中最浅层的肌肉，位于背部和项部，从脊柱的下方开始，向上斜跨 4~6 个椎骨，最终连接到头部枕骨下部的骨面。半棘肌主要负责抬头、后仰头部，以及维持头颈和脊柱的稳定。

❷ 多裂肌：多裂肌位于半棘肌的深层，是横突棘肌中覆盖面积和力量最大的肌肉。多裂肌从脊柱的下方开始，向上斜跨 2~4 个椎骨，几乎覆盖了整个脊柱。它的主要功能是帮助稳定脊柱，防止脊柱发生弯曲或扭曲。

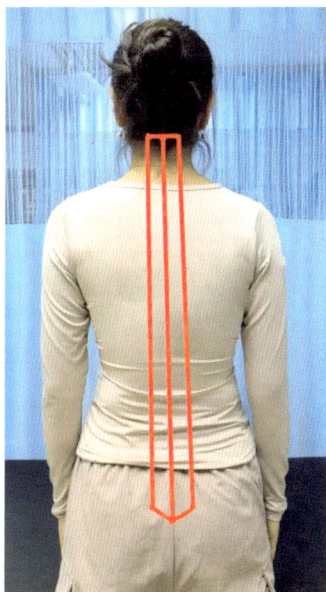

图 1-7　横突棘肌在背部的位置

❸ 回旋肌：回旋肌是横突棘肌中最深层的肌肉，肌纤维最短，只斜跨 1 个椎骨。回旋肌的主要功能是协助脊柱进行旋转和侧屈，让身体更加灵活。

两侧的横突棘肌同时收缩时，会帮助脊柱向后伸展，让身体更加挺拔。而当单侧的横突棘肌收缩时，它们会帮助身体向同侧侧屈，并带动脊柱向对侧旋转。这种灵活的运动能力，让人们在日常生活中能够轻松应对各种姿势和动作。

横突棘肌就像是背部的"稳定器"和"灵活器"，它们不仅帮助维持脊柱的稳定，还让身体更加灵活和协调。在日常生活中，要注意保持良好的姿势和适当的运动，以锻炼和保护这组重要的肌肉群。

?006

腰背部走行的重要神经有哪些？

腰背部走行的重要神经主要包括以下几种。

1 腰神经

腰神经是脊髓神经的一部分，从脊髓发出并向下延伸至腰部。它们由第 1~5 腰神经前支组成，其中第 1~3 腰神经前支还参与形成腰丛神经。

腰神经主要支配腰部以下的肌肉运动和感觉功能。

2 腰丛神经

腰丛神经由第 12 胸神经前支的一部分、第 1~3 腰神经前支和第 4 腰神经前支的一部分组成。它位于腰椎两侧，腰大肌的深面，主要支配腰部以下的肌肉运动和感觉功能。

腰丛神经的主要分支包括股神经、闭孔神经等，它们分别支配大腿前侧的大腿前群肌、大腿内侧的股内收肌群等以及相应区域的皮肤感觉。

3 交感神经

交感神经是自主神经的一部分，在腰背部也有分布。交感神经主要起到调节内脏器官功能的作用，包括血管、心脏、肺等。

4 骶丛神经

骶丛神经由第 4 腰神经前支的一部分与第 5 腰神经前支合成的腰骶干以及骶、尾神经的前支编织而成。

它位于骶骨和梨状肌前面，主要支配会阴部、臀部、股后部、小腿和足的肌肉与皮肤。

上述神经在腰背部的走行过程中，负责传递大脑对肌肉运动的指令，同时也传递身体各部位的感觉信息给大脑。因此，这些神经对于人体的正常运动和感觉功能至关重要。如果这些神经受到损伤或压迫，可能会导致相应的肌肉运动障碍或感觉异常。

? 007

腰背部的体表标志有哪些？

腰背部的体表标志主要包括以下几个部分。

1 背纵沟

背纵沟（图 1-8）是指背部正中纵行的浅沟，触摸背部时，可以在沟底触及各椎骨的棘突。特别是头俯下时，可以在平肩处摸到显著突起的第 7 颈椎棘突。

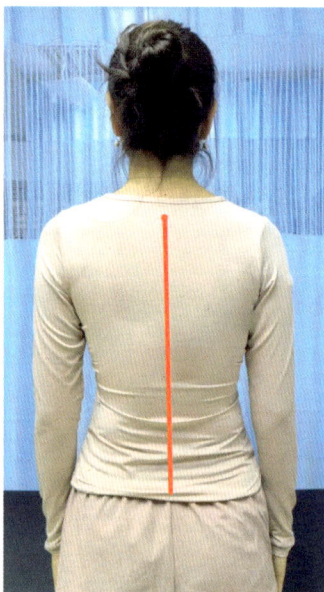

图 1-8　背纵沟在背部的位置

2 脊柱下端

在脊柱的下端，可以摸到尾骨尖和骶角。

3 竖脊肌

竖脊肌（图 1-6）位于背纵沟的两侧，当触摸背部时，可以感觉到它们呈纵行隆起。

4 肩胛骨

肩胛骨（图 1-9）位于皮下，可以摸到肩胛冈、肩峰以及上、下角。肩胛冈的内侧端大约与第 3 胸椎棘突平齐，上角对应第 2 肋，下角对应第 7 肋或平第 7 肋间隙。

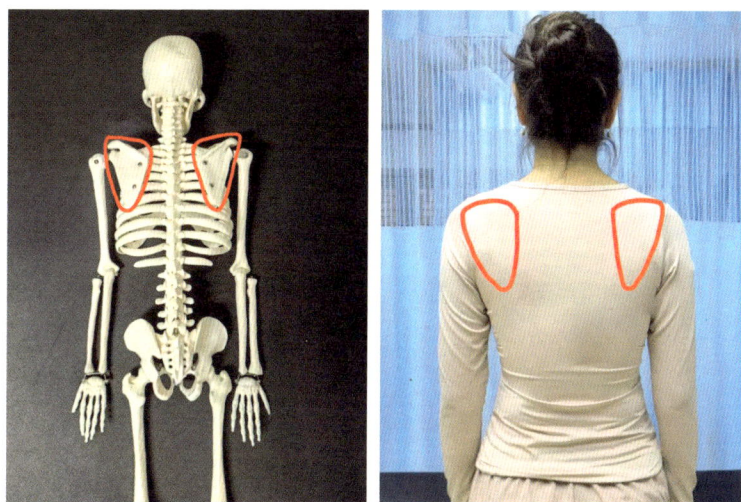

图 1-9　肩胛骨在背部的位置

5 髂嵴

髂嵴（图 1-10）也位于皮下，其最高点大约与第 4 腰椎棘突平齐。

6 髂后上棘

髂后上棘（图 1-11）是髂嵴的后端。对于较瘦的人来说，它表现为骨性突起，而对于皮下脂肪较多的人来说，它可能表现为皮肤凹陷。髂后上棘嵴与第 2 骶椎棘突平齐。

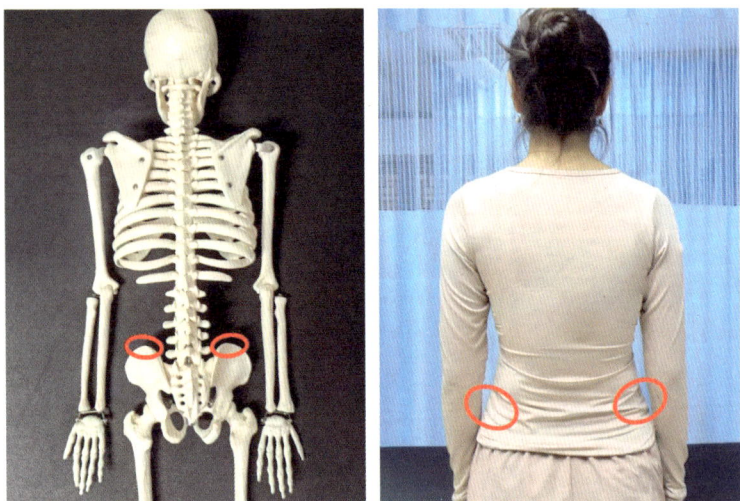

图 1-10　髂嵴在腰部的位置

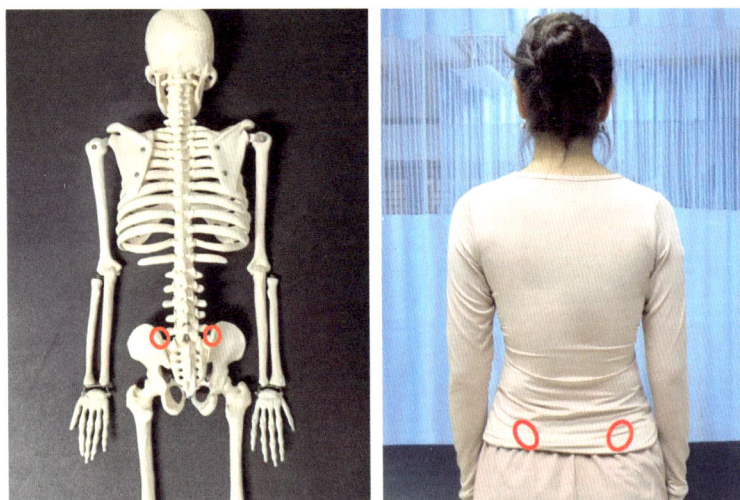

图 1-11　髂后上棘在腰部的位置

❓008

什么是生理曲度？

正常人体的生理曲度为"S"型，即颈椎和腰椎生理前凸、胸椎和骶椎生理后凸（图 1-12）。

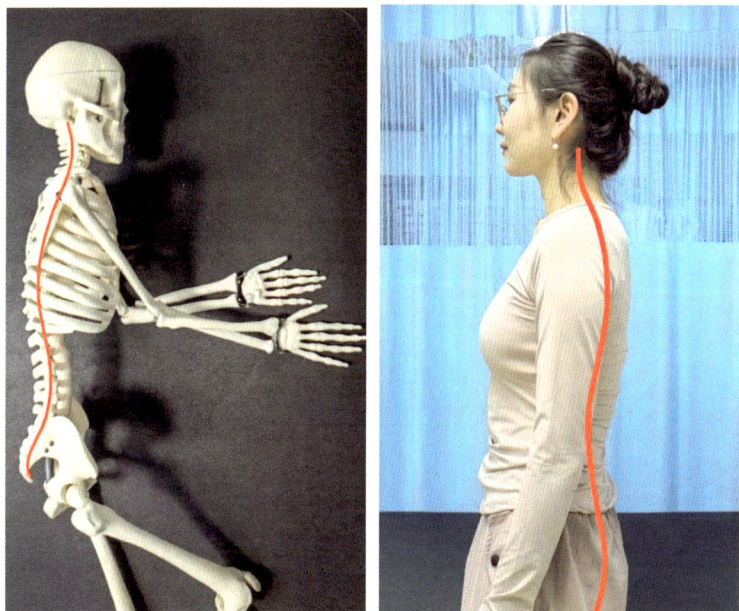

图 1-12　S 型生理曲度

出生后 5 个月的婴儿在爬行或坐位仰头时，形成永久性向前凸的颈曲，以保持头部在躯干上的平衡。出生后 13 个月的婴儿站立时，腰椎后凸逐渐消失。到 3 岁以后，腰椎又继发形成前凸。到 8 岁时腰椎前凸明显，10 岁时基本与成人一样。

与此同时，原脊椎的原发后凸，仅在胸椎和骶椎处保存，以平衡脊柱生理前凸。故人体的生理曲度从侧面观表现为四个曲度，即：颈椎前凸、腰椎前凸、胸椎后凸、骶尾椎后凸。

腰椎的生理曲度也就是正常人腰椎向前突的曲度，正常值为向前突 40°~60°。但不同年龄、不同性别，腰椎曲度可能会发生差异，无法一概而论。

如果通过检查显示腰椎曲度高于最高值，可能是由于骨质疏松、压缩性骨折所致。若病情持续进展，有明显的肿胀、疼痛、活动受限等情况，也可能与腰椎退行性病变有关，如腰椎间盘突出、腰椎骨质增生、腰椎狭窄等。

检查到腰椎的曲度不正常，且伴有不良反应，需及时就诊，并通过 X 线、CT 检查进行诊断分析，明确病因后再规范治疗。

?009

维持正常的生理曲度有什么作用？

脊柱的 4 个生理曲度的特殊形态，使脊柱具有弹簧一样的功能，可增加负重、吸收震荡。尤其是第一、二腰椎所处位置，在后凸转变为前凸的交汇处，受力颇大，在暴力作用下最容易受到损伤，发生骨折和脱位。

　　第三腰椎（图 1-13）位于正中，是 5 个腰椎协调活动的中心，它两侧的横突最长，受肌肉的牵拉力量最大。它不像第一、第二腰椎有肋骨屏障，也不像第四、五腰椎有髂骨保护，所以第三腰椎横突最容易受损伤，发生无菌性炎症，引起腰痛症状。

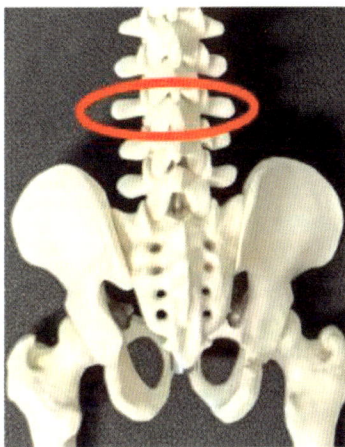

图 1-13　第三腰椎

　　由于腰椎形态的改变，腰椎曲度变浅或消失，改变了腰椎间隙"前宽后窄"的形态，变成"前后等宽"或"前窄后宽"的新形态，由于椎间盘髓核是一种果冻样物质，自身具有很强的随力学改变而改变的特性，"前宽后窄"的局面被改变后，髓核向后侧压力非常大，极易造成纤维环破裂，从而导致椎间盘突出。

　　从严格意义上讲，无论保守治疗还是手术治疗腰椎间盘突出症，治疗的最终都一定要恢复腰椎的生理曲度，并且嘱咐患者今后一定多加注意、多行锻炼。保持并稳定腰椎曲度，这样才基本算是老百姓所说的"去根"。

　　由于腰椎曲度的长时间消失，导致腰椎后部的黄韧带会经历紧张 - 炎症 - 松弛的过程，最终会造成间歇性跛行的症状，就是人们所说的腰椎管狭窄症。

?010

腰部的正常活动范围是多少?

腰椎是很独立的支柱，承担着人体二分之一的重力，运动形式复杂。其前方为松软的腹腔，包括肌肉、筋膜和韧带，无骨性结构的保护，若过度后伸或前屈，扭转弯腰超过了腰部正常的活动范围，如搬运重物、平时姿势不正确，或外伤直接伤及腰部，都易造成腰部周围组织的损伤。

那么，正常情况下，腰部的活动范围有多大呢?

腰椎的活动范围在脊柱中比颈椎小一些，但比胸椎的活动范围大得多。腰部的正常活动范围是一个相对宽泛的区间，这是因为每个人的体质、年龄、性别、身体状态以及锻炼习惯等因素都可能影响其具体数值。以下是大致的参考范围。

❶ 腰椎前屈：腰椎前屈的活动度在 45° 左右，弯腰（腰椎与髋关节协同运动）可以达到 100° 或 180°，这取决于个体的柔韧性和活动习惯。

❷ 腰椎后伸：腰椎后伸的范围通常在 20°~45° 之间。

❸ 腰椎侧屈：腰椎侧屈的活动范围则大致为每侧 20°~40° 之间。

❹ 腰椎旋转：腰椎每侧通常可以达到 30°~45° 的旋转范围。

通常，腰椎前屈的运动最多。一般来说，腰椎的前屈运动就是人们说的"弯腰"。腰椎活动正常的人在伸膝的情况下弯腰可以用手触到脚面。

　　腰椎后方有后纵韧带、黄韧带、棘间韧带、棘上韧带等组织限制，大多数人只能前屈 45° 左右（该角度仅反映腰椎节段独立运动能力）。日常生活中，弯腰动作实际是腰椎与髋关节协同运动的结果，其中腰椎贡献度约占整体活动度的 1/3~1/2。腰椎前屈其实是上一椎体下缘在下一椎体上缘表面向前滑动的结果。

　　腰椎运动的顺利实现有赖于椎间盘、椎体、小关节、韧带、肌肉的合作，任何组织的病变都可能影响到腰椎的正常活动功能，从而使活动范围受限。因此，通过观察腰椎的活动范围，可以大体了解腰椎各组织的情况，为诊断和治疗提供依据。

第二节　了解腰背痛

? 001

什么是腰背痛？

　　简单来说，腰背痛就是腰部和背部觉得不舒服，有疼痛感。这种疼痛可能是急性的，也可能是慢性的、持续性的或间歇性的，可局限于背部，也可能沿脊柱或下肢放射。这种疼痛可能是突然发生的，比如搬东西时闪到腰，或者是长期劳累导致的，如长时间坐在电脑前工作，导致腰部和背部肌肉疲劳。

？002

引起腰背痛的常见原因有哪些？

腰背痛的原因可能包括多种，以下是一些常见因素。

1 不良生活习惯

长时间保持同一个姿势，如长时间坐着、站立、弯腰，或者坐姿不正确，都可能造成腰背肌肉紧张、僵硬，从而容易引起疼痛。

2 过度劳累

长期从事重体力活或剧烈运动，可能会导致肌肉的耗氧量增加，产生大量乳酸堆积在肌肉中，从而容易引起肌肉疼痛。

3 骨骼结构异常

如腰椎软化、脊柱侧凸、腰椎滑脱、腰椎骨折、脊柱侧弯等，都可能引发腰酸背痛。

4 退行性疾病

当椎间盘发生退行性改变时，椎间盘间隙变窄，压迫神经，从而导致腰酸背痛。

5 肌肉或韧带拉伤

反复举动或者突然剧烈运动，可能拉伤背部肌肉或者韧带，引发腰酸背痛。

6 炎症

如腰背部肌筋膜炎，由于腰背部筋膜受到长期慢性反复牵拉性损伤，从而引起腰背部筋膜慢性无菌性的炎症，有时伴有筋膜的部分破裂，导致腰背部疼痛。此外，强直性脊柱炎、银屑病关节炎、类风湿关节炎等炎性关节炎，也可能引发腰酸背痛。

7 骨质疏松

骨质疏松常见于老年患者，与代谢异常、激素水平紊乱有关。可造成患者骨质大量流失，骨质强度下降，活动时容易出现局部的微骨折，从而诱发疼痛。

8 脊椎感染病变

由于感染结核菌的破坏，导致局部的软骨、韧带、椎间盘，甚至骨质被破坏，从而诱发局部的畸形、疼痛。

9 肿瘤

癌症扩散到骨骼或脊髓，可能导致剧烈疼痛，引发腰酸背痛。

10 内脏疾病

肾结石、肾盂肾炎、妇科疾病、前列腺疾病等也可能引起牵涉性腰背痛。

以上只是一些常见的原因，实际情况可能更为复杂。如果腰背痛的症状持续或加重，建议及时就医，以便得到专业的诊断和治疗。

? 003

腰背痛常见于什么人群？

因为腰背痛来到诊室就诊的患者，常见于以下人群。

1 久坐人群

如程序员、编辑、学生等，他们长时间保持坐姿，腰部缺乏活动，容易导致腰背部肌肉疲劳和僵硬。

2 久站人群

如售货员、纺织工人、护士、军人、服务员等，长时间站立会对腰部造成持续的压力，引起腰背痛。

3 重体力劳动者

如搬运工、建筑工人等，他们经常需要弯腰、提重物，这些动作会增加腰部的负担，容易导致腰部肌肉劳损和疼痛。

4 运动员

特别是举重、高尔夫、篮球等项目的运动员，他们的运动涉及大量的弯腰、扭转等动作，这些动作可能会加大腰椎和肌肉的压力，从而引起腰痛。

5 老年人

随着年龄的增长，腰椎间盘和骨质会发生变化，使腰部肌肉和韧带弱化，容易导致腰痛。

6 身体不健康的人

如肥胖、缺乏锻炼、营养不良等人群，他们的身体状况可能会增加腰痛的风险。

7 患有腰部疾病的患者

如患有腰椎间盘突出、腰椎滑脱等疾病的患者，这些疾病会导致腰椎受到压力，引起腰痛。

8 妊娠期妇女

由于体重增加以及身体姿势的改变，容易导致腰痛。

腰背痛并不仅限于上述人群，任何年龄段的人都可能出现腰痛。保持健康的生活方式、正确的坐姿和站姿、适当的锻炼和休息都是预防腰背痛的重要措施。如果出现腰背痛的症状，建议及时就医，找出原因并进行治疗。

? 004

腰背痛常见的疼痛类型有哪些？

腰背痛可能有多种类型的疼痛，常见包括以下几种。

❶ 酸痛：这种疼痛感觉像是肌肉疲劳或紧张，可能是由于长时间保持同一姿势或过度使用腰部肌肉所致。

❷ 胀痛：当腰部出现炎症或水肿时，可能会感到胀痛。这种疼痛可能伴随着腰部肿胀或紧绷感。

❸ 刺痛：刺痛通常是由于神经受到刺激或压迫引起的，如椎间盘突出压迫神经根。这种疼痛可能突然发作，并沿神经分布区域放射。

❹ 钝痛或隐隐作痛：这种疼痛感觉比较模糊，可能由多种原因引起，如脊柱失稳、脊柱滑脱、脊柱结核、炎症等。

❺ 牵涉痛：当内脏器官发生疾病时，可能会引起腰部的牵涉痛。例如，肾脏疾病（如肾结石、肾盂肾炎）或妇科盆腔疾病可能会引起下腰痛。

除了上述疼痛类型外，腰背痛还可能具有以下特点。①疼痛可能局限于背部，也可能沿脊柱或下肢放射。②疼痛可能是急性的、慢性的、持续性的或间歇性的。③疼痛可能因活动（如弯腰、抬东西）而加重，休息后减轻，或不受活动和休息的影响。④重度患者由于神经牵拉或受压，可能出现下肢疼痛、麻木、无力等伴随症状。

❓005

腰背痛的具体疼痛部位有哪些？

腰背痛的疼痛可以分布在腰背部的多个区域，具体如下。

1 腰部

这是最常见的疼痛部位，位于身体的后侧，大约在臀部以上和肋骨以下的位置。疼痛可能局限于腰部的一侧或两侧，也可能在整个腰部区域广泛分布。

2 背部

背痛可以发生在背部的任何位置，但通常更常见于下背部，即腰部以上和肩胛骨以下的区域。疼痛可能是局部的，也可能是放射性的，影响到身体的其他部位。

3 臀部

有时候，腰背痛的症状可能会放射到臀部，特别是当疼痛来自腰椎或坐骨神经时。这种疼痛可能会让人感觉像是臀部肌肉本身的问题，但实际上可能是腰部问题的表现。

4 下肢

在一些情况下，腰背痛可能会放射到下肢，尤其是大腿后侧和小腿。这通常是由于坐骨神经受到压迫或刺激所致，被称为坐骨神经痛。

需要注意的是，腰背痛的具体疼痛部位可能因个体差异和疼痛原因的不同而有所变化。因此，如果出现腰背痛的症状，建议及时就医，以便得到专业的诊断和治疗。医生会根据疼痛的具体部位、性质、持续时间等信息，结合患者的病史和体检结果，进行综合评估，并制定相应的治疗方案。

第三节　腰背痛的评估

? 001

腰背痛患者常见腰背压痛点有哪些？

1 腰椎棘突

当人们用手去摸后腰时，能感觉到有一块块突出来的骨头，这些就是腰椎棘突（图 1-14）。这是腰背痛最常见的压痛点之一，通常位于腰椎后方正中线上。当腰椎出现问题时，如腰椎间盘突出或腰椎劳损，棘突处可能会出现压痛。

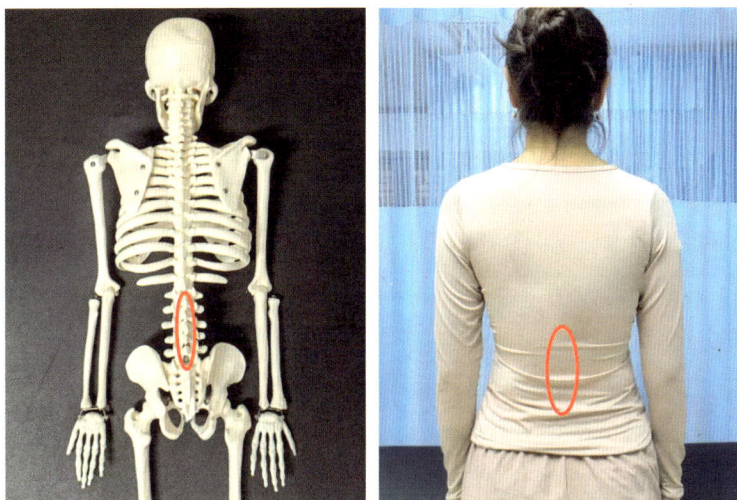

图 1-14　腰椎棘突在腰部的位置

2 腰椎横突

在腰椎两侧，能摸到一些像"小翅膀"一样的突起，这些是腰椎的横突，也是常见的压痛点。特别是第三腰椎横突，由于它比较长，且周围有较多肌肉附着，所以容易因劳损或外伤而引发疼痛。

3 髂后上棘

在腰部的最下面，有 2 块硬硬的骨头，即髂后上棘（图 1-11），髂骨后方的最高点，也是腰背部的常见压痛点。当腰部肌肉疲劳或紧张时，这个区域可能会出现疼痛。

4 骶髂关节

骶髂关节（图 1-15）位于腰部下方，腰部和臀部之间，连接骶骨和髂骨。如果骶髂关节发生炎症或损伤，可能会导致该区域出现疼痛。

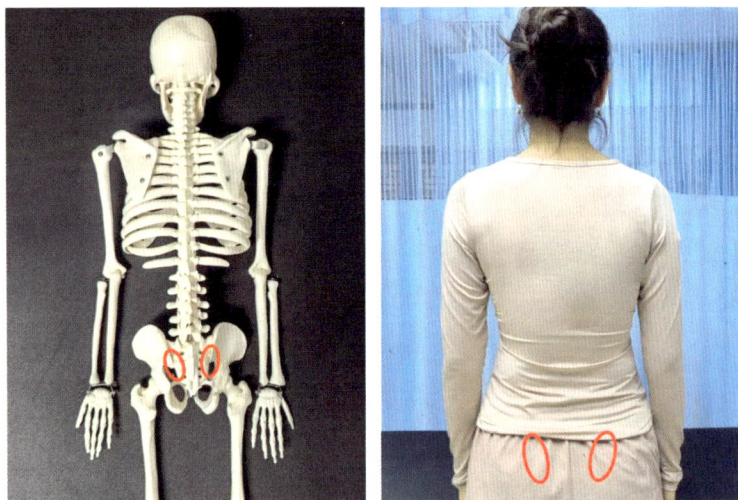

图 1-15　骶髂关节在腰部的位置

?002

怎么判断是由肌肉损伤导致的腰背疼痛？

判断腰背疼痛是否由肌肉损伤导致时，可以考虑以下几个方面。

1 疼痛的性质

肌肉损伤引起的疼痛通常表现为酸痛、胀痛或刺痛，且疼痛范围较为局限，主要集中在受损肌肉的区域。

2 疼痛的时间

肌肉损伤引起的疼痛一般在受伤后立即出现，并且随着肌肉疲劳或用力而加重，休息时则可能减轻。

3 压痛点的存在

如果用手按压腰背部，能够找到明显的压痛点，且该压痛点在肌肉组织内，这通常是肌肉损伤的表现。

4 肌肉紧张或僵硬

肌肉损伤后，受损部位的肌肉可能会变得紧张或僵硬，影响腰部的正常活动范围。

5 伴随症状

肌肉损伤还可能伴随其他症状，如局部肿胀、瘀血、肌肉痉挛等。

6 病史和诱因

如果近期有进行剧烈运动、体力劳动或受到外伤的病史，那么腰背疼痛可能是由肌肉损伤引起的。此外，长时间保持不良姿势、久坐久站等也可能导致肌肉劳损和疼痛。

7 排除其他因素

在判断是否为肌肉损伤时，还需要排除其他可能导致腰背疼痛的因素，如脊柱疾病、神经问题、内脏器官疾病等。

8 专业检查

如果疼痛持续不减或加重，建议咨询医生或专业的医疗人员。他们可能会进行详细的查体、触诊和必要的辅助检查［如 X 线、磁共振成像（MRI）等］，以排除其他潜在的原因并确定是否为肌肉损伤。

❓003

怎么判断是由神经牵拉导致的腰背疼痛？

如何判断腰背疼痛是否是由神经牵拉导致，可以考虑以下几个方面。

1 疼痛性质

神经牵拉导致的腰背疼痛通常表现为放射痛、刺痛或电击样疼痛，这些疼痛可能会从腰部放射到臀部、大腿后侧，甚至小腿和足底。这种疼痛可能会随着神经的走向而延伸。

2 疼痛与活动的关系

神经牵拉引起的疼痛在特定的活动或姿势下可能会加重，比如弯腰、转身或长时间保持一个姿势。而在休息或改变姿势后，疼痛可能会得到缓解。

3 伴随症状

除了疼痛外，神经牵拉还可能导致其他症状，如麻木、无力或感觉异常。这些症状通常出现在受影响的神经所支配的区域。

4 病史和诱因

如果之前有过腰椎疾病、外伤或手术史，那么神经牵拉导致腰背疼痛的可能性会增加。此外，长时间保持不良姿势、久坐久站等也可能导致神经受到牵拉和压迫。

5 专业检查

如果怀疑疼痛是由神经牵拉导致的，可以寻求专业医生的帮助，进行进一步检查。医生可能会进行体格检查，包括检查腰部的压痛点、肌肉力量、感觉和运动功能等。此外，医生还可能会建议进行影像学检查［如 X 线、磁共振成像（MRI）等］，以了解腰椎的结构和神经受压情况。

?004

腰背痛到什么程度需要就医？

当疼痛出现时，有很多朋友总想着忍忍就过去了，那痛到什么程度需要就医呢？这主要取决于疼痛的性质、持续时间、伴随症状以及个人感受。当出现下述情况时，可能需要就医。

1 疼痛严重且持续

如果腰背痛非常严重，且持续时间超过数天或1周，没有明显的缓解迹象，那么应该考虑就医。

2 影响日常生活

如果腰背痛已经影响到日常生活，如行走、坐下、站立、睡眠等，且无法自行缓解或改善这种情况，那么应该寻求医生的帮助。

3 伴随其他症状

如果腰背痛伴随其他症状，如发热、体重下降、大小便失禁或困难、腿部麻木或无力等，这可能是更严重疾病的征兆，应立即就医。

4 有外伤史

如果最近有过跌倒、撞击或其他外伤，且腰背痛持续不减，可能需要就医以排除骨折、关节脱位或其他严重损伤。

5 尝试自我治疗无效

如果已经尝试了一些自我治疗的方法，如休息、冷敷、热敷、按摩、伸展运动等，但疼痛仍然持续或加重，则应考虑就医。

6 疼痛突然加剧

如果腰背痛突然加剧，且没有任何明显的诱因，如运动、提重物等，则可能是某种紧急情况，如腰椎间盘破裂或脊柱骨折等，应立即就医。

7 情绪焦虑

如果对疼痛的程度感到担忧或不安，或者疼痛影响了情绪和心理状态，也可以考虑就医。医生可以根据具体情况进行评估和建议，帮助缓解疼痛和焦虑。

总之，如果出现腰背痛，且疼痛的性质、持续时间、伴随症状或个人感受让患者感到不安或担忧，建议及时就医。医生可以通过详细询问病史、体格检查和必要的辅助检查来明确病因和诊断，并给出相应的治疗建议。

? 005

什么是急性腰背疼痛？

急性腰背疼痛通常被定义为疼痛时间在 6 周以内的腰背部疼痛。这种疼痛多发生于激烈的活动或创伤之后，疼痛可能突然出现或慢慢加重。疼痛可能由肌肉、结缔组织、韧带、关节囊、软骨和血管等组织紧张、拉伸或扭伤引起。周围组织的刺激所产生的炎症介质也可能导致疼痛的发生。当急性腰背痛发生时往往有以下特点。

1 起病突然

急性腰背痛常常在没有任何预兆的情况下突然发生，患者可能会感到腰部或背部突然的疼痛，疼痛程度可能从轻微到严重不等。

2 疼痛性质

疼痛可能是钝痛、酸痛、刺痛或电击样疼痛，具体取决于疼痛的原因和受损的组织。在某些情况下，疼痛可能会沿着神经的走向放射到臀部、大腿后侧、小腿或足部。

3 活动受限

由于疼痛的影响，患者可能会感到腰部或背部的活动受到限制，如弯腰、转身或长时间保持一个姿势时感到困难或不适。

4 肌肉紧张

急性腰背痛常常伴有腰部或背部肌肉的紧张和僵硬，这可能会使疼痛加剧并影响患者的姿势和动作。

5 伴随症状

除了疼痛外，急性腰背痛还可能伴有其他症状，如麻木、无力、感觉异常或肌肉痉挛等。这些症状通常出现在受影响的神经所支配的区域。

6 病因多样

急性腰背痛的病因很多，包括肌肉劳损、韧带拉伤、椎间盘问题（如突出或膨出）、腰椎骨折或滑脱、脊柱关节炎等。此外，一些全身性疾病（如骨质疏松、脊柱肿瘤）和内脏疾病（如肾结石、肾炎）也可能引起急性腰背痛。

7 缓解与加重

急性腰背痛的症状可能会因休息、热敷、冷敷、按摩或药物治疗而得到缓解。然而，在某些情况下，如活动不当或继续进行剧烈运动，疼痛可能会加重。

?006

什么是慢性腰背疼痛？

慢性腰背痛是一种持续存在或反复发作的腰背部疼痛，通常持续时间超过 3 个月。这种疼痛可能由多种原因引起，包括但不限于肌肉劳损、韧带拉伤、椎间盘问题（如椎间盘突出或退行性变）、脊柱关节炎等。

1 症状

慢性腰背痛通常会让患者觉得腰部、背部，或者腰骶和骶髂部位疼痛。

有时候，这种疼痛还会顺着下肢一直传到足底，感觉下肢也跟着疼。这种疼痛可能是隐痛、钝痛，也可能是刺痛，总之感觉很不舒服。患者可能会觉得活动起来不太方便，弯腰、转身或者长时间保持一个姿势的时候都会觉得疼。有时候，疼痛还可能让患者觉得走路有困难，身体也没力气。

2 原因

慢性腰背痛最常见的病因是肌肉劳损，可能是因为长时间保持一个姿势，或者用力过度导致的。

另外，腰椎间盘突出、腰椎管狭窄等疾病也可能引起慢性腰背痛。这是因为这些疾病会让椎间盘或者骨刺压迫到脊髓神经。还有一些比较少见的原因，比如慢性肿瘤、感染、结核等，也可能引起腰背痛。

第四节　腰背痛的中医认识

❓001

中医是怎么看待腰背痛的？

中医认为本病属于"腰痛"范畴。腰痛又称"腰脊痛"，是以腰部疼痛为主要症状的病症，常牵及背部、腿部、腹部等部位疼痛，是临床非常常见的疼痛性病证。腰部为人体的杠杆和枢纽，《金匮翼》曰："盖腰者，一身之要，屈伸俯仰，无不由之。"可见腰在身体各部位运动时起枢纽作用。腰部为日常生活和劳动中活动最多的部位之一，故腰痛疾病十分常见。

❓002

中医认为导致腰背痛的病因有哪些？

中医认为，导致腰背痛的病因主要有以下几种。

1 气血不足

中医认为，气血不足时，脏腑功能会减退，经络也可能受阻，从而导致腰背部疼痛。

2 肾虚

中医认为"腰为肾之府"，因此腰痛与肾脏的关系非常密切。肾虚会导致腰部的筋脉失养，进而出现腰酸背痛的症状。

3 气血不畅

当身体的气血流动不顺畅时，比如气滞血瘀，腰部的气血循环也会受到影响，导致腰痛。这可能是因为长时间保持一个姿势、缺乏运动或外伤导致的。

4 外感风寒

外感风寒会导致肌肉收缩和血液循环不畅，从而引起腰背部疼痛。

5 外伤

外伤可能导致软组织损伤或骨折，引起急性腰背痛。对于外伤引起的急性腰背痛，首先需要休息受伤部位，减少活动量，同时还可以通过冷敷的方式减轻肿胀和疼痛。

6 感受寒湿或湿热邪气

长时间在冷湿或湿热的环境中生活，或者涉水冒雨、衣着湿冷等，都可能导致寒湿或湿热邪气侵入体内，阻遏经脉气血运行，进而引发腰痛。

7 内伤因素

先天不足、久病失治、年老体衰、房事不节、劳役负重等因素也可能导致肾虚，腰部失养，进而出现腰痛。

上述因素单独或共同作用，使得腰部气血瘀滞、经络不畅，从而产生腰痛的症状。因此，在治疗腰痛时，中医会根据患者的具体情况，通过辨证施治的方法，调和阴阳、补养肝肾、祛除邪气，以缓解腰痛。

? 003

腰背痛的中医病理机制是什么？

从中医的角度来看，腰痛的产生通常与多种内外因素相互作用有关。

一方面，可能是由于外界寒湿、湿热等邪气侵入体内，尤其是侵袭到腰部，导致腰部气血运行不畅，经络受阻，从而产生疼痛。

另一方面，内伤劳损、肝肾不足等内在因素也可能导致腰痛。比如，长期劳累、年龄增长等可能导致肾精亏损，腰部失去滋养；而情绪问题引起的肝气郁结则可能导致气血不畅，进一步加剧腰部的疼痛。

❓004

腰背部主要有哪些经脉循行？

腰背部走行的经络有很多，主要包括督脉、足太阳膀胱经、足少阳胆经、带脉等，以前两条经脉为主。

1 督脉

督脉（图 1-16）沿着背部正中线走行，主一身之阳气，有"阳脉之海"的称谓，与各个脏腑活动和精神意志关系密切。

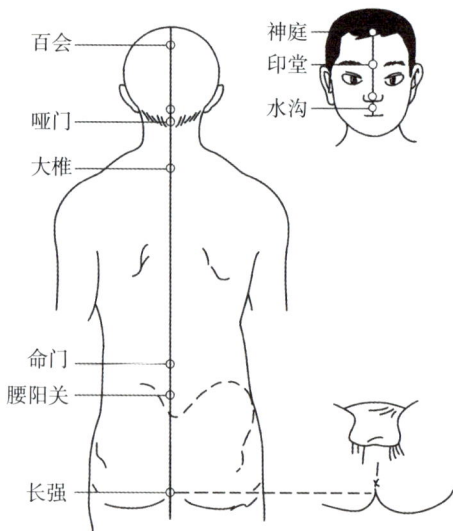

图 1-16 督脉

2 足太阳膀胱经

足太阳膀胱经（图 1-17）在背部有主线和分支 2 条经脉，分别距离脊柱 1.5 寸和 3 寸，左右各 2 条，共 4 条，分布在后背部。

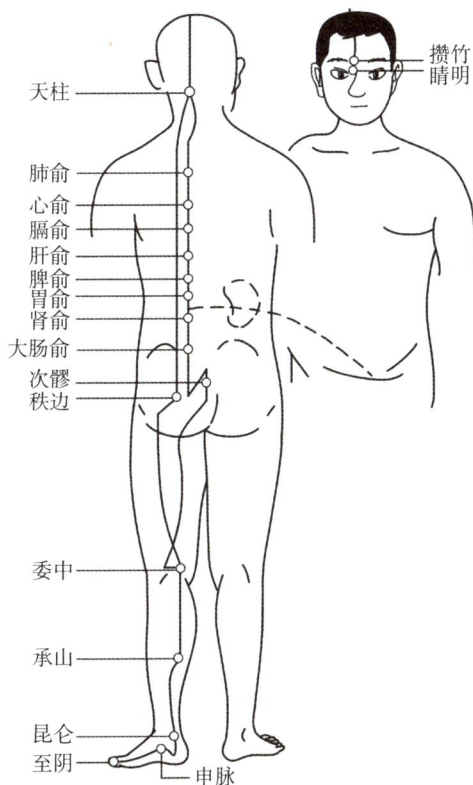

图 1-17　足太阳膀胱经

除了上述经脉，足少阳胆经（图 1-18）、带脉（图 1-19）的循行也经过腰背部。

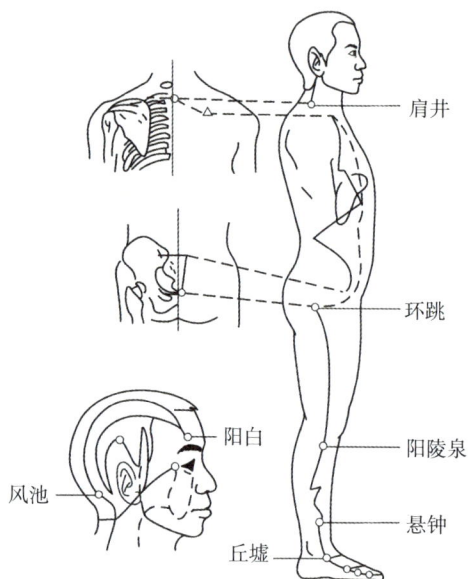

图 1-18　足少阳胆经

肩井

环跳

阳白

风池

阳陵泉

悬钟

丘墟

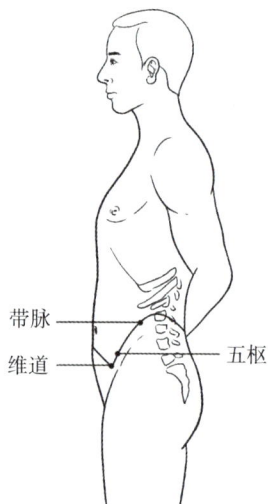

图 1-19　带脉

带脉

维道

五枢

这些经脉在腰背部循行，与腰背部的肌肉、骨骼等组织紧密相连，对于维护腰背部的健康具有重要的作用。同时，这些经脉也与其他脏腑器官相关联，能够影响和治疗相应的脏腑疾病。

？005

腰背部有哪些重要穴位？

腰背部穴位是中医针灸、推拿等领域中重要的治疗点，它们与五脏六腑紧密相关，能够治疗相应的脏腑疾病以及与之相关的症状。

1 肾俞

［位置］位于第 2 腰椎棘突下，旁开 1.5 寸处（图 1-20）。

［功效］具有益肾壮腰、祛寒除湿的功效。适用于治疗腰背痛、妇科炎症、水肿、耳鸣、耳聋等症状。

2 大肠俞

［位置］位于第 4 腰椎棘突下，旁开约 2 指宽处（图 1-20）。

［功效］具有疏利腰脊的功效。临床可以治疗腹泻、便秘、腹胀、腰背疼痛、坐骨神经痛等。

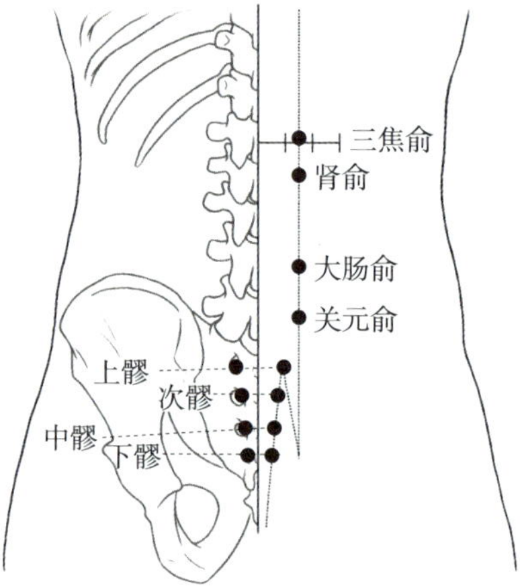

图 1-20　肾俞、大肠俞、八髎、三焦俞、关元俞

3 秩边

［位置］位于骶区，横平第 4 骶后孔，骶正中嵴旁开 3 寸（图 1-21）。

［功效］该穴位的具体功效和治疗范围可能因个体差异而有所不同，但通常均可用于改善腰背痛等症状。

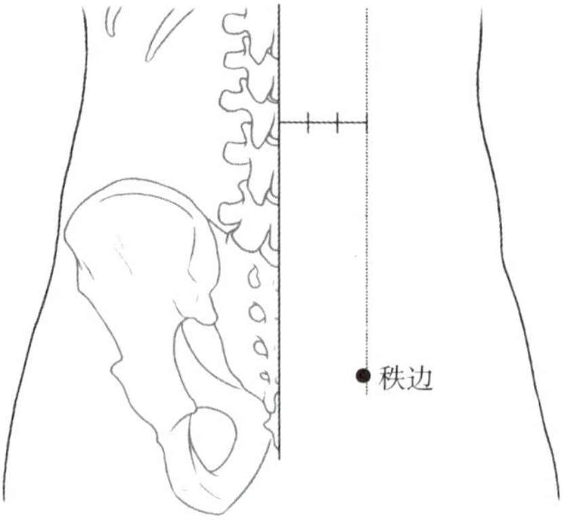

图 1-21　秩边

4 腰阳关

［位置］位于腰后正中线上第四腰椎棘突下凹陷之处（图1-22）。

［功效］具有补阳益肾、活血化瘀、祛寒除湿的功效，对腰痛也能起到间接治疗效果。

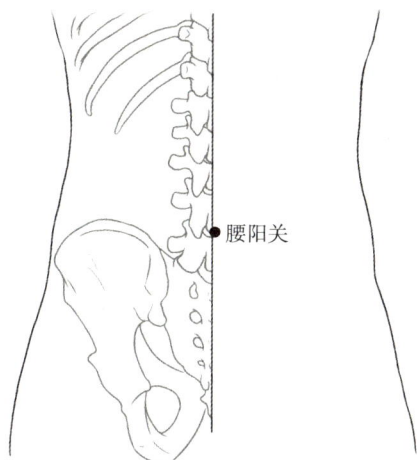

图1-22　腰阳关

5 八髎

［位置］包括上髎、次髎、中髎、下髎4个穴位，分别位于两侧第一至第四骶后孔中（图1-20）。

［功效］主要用于治疗妇科疾病，如月经不调、带下、痛经、闭经、小腹痛等。此外，还能治疗腰骶痛、坐骨神经痛等。

6 三焦俞

［位置］位于第一腰椎棘突下，旁开 1.5 寸处（图 1–20）。

［功效］具有通利水道的作用，对于水肿、腹胀、肠鸣、泄泻、痢疾、小便不利、腰背强痛等有很好的治疗效果。

7 关元俞

［位置］位于第五腰椎棘突下，旁开 1.5 寸处（图 1–20）。

［功效］具有全身的调气功能，对于腹胀、肠鸣、泄泻、小便不利、月经不调、带下、遗精、阳痿等有很好的治疗效果。

第二章

引起腰背痛的常见疾患

什么是胸椎小关节紊乱症?

胸椎小关节紊乱症的病因是什么?

胸椎小关节紊乱症有什么症状?

胸椎小关节紊乱症有什么体征?

……

第一节 胸椎小关节紊乱症

❓ 001

什么是胸椎小关节紊乱症？

胸椎小关节紊乱症是指在长期不良姿势、遭受创伤等因素的影响下，胸椎小关节发生错移，且不能自行复位，出现以局部疼痛、功能障碍为主要临床表现的疾病。

❓ 002

胸椎小关节紊乱症的病因是什么？

1 急性外伤史

胸椎椎体因为外伤、扭转或受到撞击，导致周围的滑膜、韧带、神经、血管等受到嵌顿挤压、牵拉，引起肌肉痉挛而局部疼痛。

2 慢性劳损

❶ 胸椎椎间盘由于退行性改变而变薄、椎间隙变窄、韧

带松弛等，导致胸椎小关节发生错位。

❷ 长期的不良姿势使得背部的软组织常处于过度收缩、牵拉、扭转，进而发生慢性劳损。当内外部受力不协调均匀时，胸椎小关节就会发生错位。

❸ 外伤后未及时治疗，导致正气不足，风寒湿等邪气侵入背部的经络、肌肉，致气滞血瘀，日久胸椎内外失衡，产生关节错位。

❓003

胸椎小关节紊乱症有什么症状？

胸椎小关节紊乱最常见的症状是脊背疼痛。

明显的创伤或繁重的体力劳动所引起的胸椎小关节紊乱症的临床表现为明显的脊背疼痛、背部肌肉紧张，不敢深呼吸、咳嗽和打喷嚏；慢性劳累引起的胸椎小关节紊乱症大多数临床表现是背痛和背部沉重感，这些症状可以随着天气变冷而加重，或者在长时间坐着、站着和弯腰的情况下，变得更严重。

由于胸椎小关节错位的程度以及对周围神经和血管的影响大小不同，除了常见的脊背疼痛外，还可以表现为肋间神经痛、胸痛、胸闷、憋气、心悸、咳喘、慢性胆囊炎、肝区疼痛、胃肠功能障碍、上腹部疼痛等。

❓004

胸椎小关节紊乱症有什么体征?

在疼痛部位附近可以发现错位节段胸椎的棘突有明显压痛、叩击痛或偏歪。

棘旁软组织可以出现不同范围和程度的紧张,甚至痉挛,触摸常有条索样的硬物感,按压常有疼痛感。

第二节 腰背部肌筋膜炎

❓001

什么是腰背部肌筋膜炎?

腰背部肌筋膜炎又称肌筋膜疼痛综合征,是指肌肉及筋膜组织因过度使用、环境寒冷潮湿、维生素缺乏、新陈代谢紊乱或继发于其他疾病等而产生的无菌性炎性反应,这种炎症状态会刺激腰背部,进而出现以腰背痛为主要症状的疾病。

?002

腰背部肌筋膜炎的病因是什么？

1 持续性微小损伤

在持续性的运动或工作中，腰背部肌肉和筋膜发生急性或慢性损伤，导致局部组织受损渗出、形成瘢痕组织，刺激炎症因子持续释放，产生无菌性炎症，引起局部急慢性疼痛。

2 持续性静力损伤

在特定职业如教师、职员和驾驶员等长期处于坐位的人群中，因其腰背部肌肉及筋膜长期被迫处于一种紧张及拉伸运动的状态，会加重组织间的摩擦，引起局部组织的水肿及渗出。并且局部血管系统受到严重压迫，导致微循环功能障碍、代谢失调，代谢反应产物堆积于局部，从而引发酸痛、钝痛等不适症状。

3 疾病损伤

因原发疾病，如风湿类疾病等，造成患者腰背部局部软组织损伤，代谢产物大量堆积于肌肉和筋膜处，影响其正常活动，引起相应症状。

?003

腰背部肌筋膜炎有什么症状？

腰背肌筋膜炎临床主要表现为腰背部弥漫性钝痛，尤以两侧腰肌及髂嵴上方更为明显。此外，临床常见局部疼痛、发凉、皮肤麻木、肌肉痉挛和运动障碍。

疼痛特点是：晨起痛，日间轻，傍晚加重，长时间不活动或活动过度均可诱发疼痛，病程长，可因劳累及气候变冷而发作。

?004

腰背部肌筋膜炎有什么体征？

在疼痛局部触摸时可发现腰背肌张力增加，肩胛骨之间、腰椎两侧及臀部肌肉压痛并可以触及硬条索，棘突旁可触及硬结或肿胀、条形肿块，第 2~4 腰椎横突及髂嵴肌附着部可触及压痛点，棘突可出现排列不齐现象。按压棘突旁及臀部等部位的痛点时，疼痛可以向臀部及下肢放射。

第三节　急性腰扭伤

001

什么是急性腰扭伤？

急性腰扭伤就是常说的闪腰，是指腰部的肌肉、筋膜、韧带等软组织因受到突然的、过度的外力牵拉而出现的急性损伤。

002

急性腰扭伤的病因是什么？

腰部一般是处于稳定状态的，但生活中的一些不良姿势、天气变化等因素会使原本处于稳定的状态被破坏，腰部肌肉、韧带、椎体失稳，就可能出现急性腰扭伤。

比较常见的是在劳动或者运动过程中出现腰部结构的急性损伤，表现为腰部剧烈疼痛，有些患者会因为疼痛当场蹲下。

急性腰扭伤的发生一般有两种情况：一种是腰部突然承受了超出腰部负荷的牵拉或扭转等外力；另一种情况是在没有

做好充分思想准备的情况下，突然的一些动作如下楼梯不慎跌倒、倒水时打喷嚏等。

? 003

急性腰扭伤有什么症状?

急性腰扭伤最主要的症状就是疼痛。

有些人在损伤时感到腰部有响声或是"撕裂感"，损伤后即感受到腰部剧烈疼痛，呈刀割样或撕裂样疼痛。疼痛多在一侧，也可能两侧都痛。疼痛部位多在腰骶部，较重的患者疼痛会向臀部及下肢放射。为了减轻腰痛，患者常以两手扶住腰部来固定。

由于腰部稍一活动疼痛就会加剧，因此还伴随有惧怕腰部活动，腰部向各方向的活动均可能受到限制，多呈僵直屈曲的固定体位。

? 004

急性腰扭伤有什么体征？

由于肌肉、筋膜和韧带撕裂引起疼痛，导致肌肉出现保护性痉挛，可以触到整个腰部肌肉都是紧张的，并可触及局限性的压痛，压痛常见于腰骶关节、第 3 腰椎横突尖和髂嵴后部，可伴有臀部及大腿后部牵涉痛。患者腰部各个方向的活动功能均明显受限。

第四节 腰肌劳损

? 001

什么是腰肌劳损？

腰肌劳损是指腰部软组织长期受到慢性、损害性刺激，造成腰部肌肉、韧带、筋膜等组织慢性损伤，出现缺血、变性、渗出、粘连等变化，并产生疼痛的病症。

❓002

腰肌劳损的病因是什么？

腰肌劳损的致病原因有很多，主要致病因素是职业、生活习惯、先天生理结构和所处的环境及气候条件等。可以明确的是，此病的发生与身体长期保持同一体位、不良姿势等均有一定的关系。

腰肌劳损的病因主要为以下几点。

❶ 急性腰部扭伤未经及时合理的治疗，从而导致慢性创伤性瘢痕及粘连形成，进而使腰肌力量减弱，发生疼痛。

❷ 职业原因需长期弯腰工作者，或因姿势不良，使腰部肌肉长期处于被牵拉状态，久之腰肌产生慢性累积性损伤，出现腰痛。

❸ 无论慢性累积性损伤，或由急性损伤遗留的慢性腰痛，其主要病理是肌肉纤维充血、水肿，肌纤维间或肌肉、筋膜纤维间发生粘连、炎细胞浸润，使腰肌正常活动受到影响。当腰部活动，特别是处于腰前屈位时，受损腰肌即受到牵拉刺激，通过神经反射表现出腰痛症状。

在上述致病因素中，最常见的是局部疾患（外伤、扭伤、劳损、退行性病变、炎症等）及不良的体位姿势。

? 003

腰肌劳损有什么症状？

腰肌劳损主要的症状是腰部酸痛、乏力，其特点为一侧或两侧广泛酸痛，以酸为主，痛为辅。酸痛反复发作，劳累后加重，休息后减轻，晨起轻，夜间重。

? 004

腰肌劳损有什么体征？

腰肌劳损患者腰部肌肉触摸松软、无力，疼痛部位广泛压痛，痛感以酸为主，痛为辅。压痛点位于脊柱两侧腰肌，或韧带，或筋膜起止点处。腰部活动基本正常，一般无明显障碍。

第五节　第三腰椎横突综合征

？001

什么是第三腰椎横突综合征？

第三腰椎横突综合征是第三腰椎横突周围组织的慢性劳损，指以慢性腰痛、局限性压痛为主要临床表现的证候群，又称腰三横突周围炎或腰三横突滑囊炎。

？002

第三腰椎横突综合征的病因是什么？

1 外伤

人体处于前屈或侧屈体位时，因外力牵拉使附着在第三腰椎横突上的肌肉、筋膜超过其承受能力，导致损伤；或者因不协调运动，一侧腰部肌肉、韧带和筋膜收缩或痉挛时，其同侧或对侧肌肉、筋膜均可在肌力牵拉的作用与反作用下遭受损伤。

2 劳损

由于第三腰椎横突过长，在长期弯腰劳动过程中，肌筋膜容易产生慢性牵拉性损伤。因急性损伤后未能及时治疗或治疗不当，或因反复多次损伤致横突周围发生水肿、渗出，产生纤维变性，形成瘢痕粘连、筋膜增厚、肌肉挛缩等病理性改变，致使穿过肌筋膜的血管、神经束受到刺激和压迫，使神经水肿变粗而出现第三腰椎横突周围乃至臀部、大腿后侧及臀上皮神经分布区域的疼痛。

❓003

第三腰椎横突综合征有什么症状？

第三腰椎横突综合征多表现为腰部及臀部弥散性疼痛。腰部一侧或两侧疼痛，程度不一，以慢性间歇性疼痛、酸胀部位广泛、乏力为主。疼痛不会因腹压增高（如咳嗽、喷嚏等）而加重。劳累后、晨起或弯腰直起时疼痛较重，稍事活动后又减轻，单一姿势很难持久，疼痛可向臀部、大腿外侧或膝外侧放射。

❓004

第三腰椎横突综合征有什么体征？

第三腰椎横突综合征患者常见第三腰椎横突尖处（有的可能在腰 2 或腰 4 横突尖端处）有局限性压痛，有时可触及一纤维性软组织硬节，压迫可引起同侧臀部及下肢后外侧反射痛，反射痛的范围多不过膝。

第六节　腰椎间盘突出症

❓001

什么是腰椎间盘突出症？

腰椎间盘突出症是指由于腰椎间盘变性，纤维环失去弹性，产生裂隙，在外力作用下，造成椎间盘膨出、突出或纤维环破裂髓核脱出，压迫神经根而产生腰腿痛等症状的疾病。

❓002

腰椎间盘突出症的病因是什么？

1 内因

❶ 腰椎间盘纤维环后外侧较为薄弱，加之后纵韧带自第1腰椎平面以下逐渐变窄，至第5腰椎和第1骶椎间后纵韧带只有原来的一半。而腰骶部是承受动、静力最大的部位，故后纵韧带的变窄，造成了自然结构的弱点，使髓核易向后方两侧突出。

❷ 青春期后，人体各种组织即出现退行性变化，其中椎间盘的退变发生较早，主要表现为髓核脱水，椎间盘失去其正常的弹性和张力。在此基础上，由于较重的外伤或多次反复不明显的损伤，造成纤维环薄弱或破裂，髓核即由该处突出，从一侧（少数可同时在两侧）的侧后方突入椎管，也可由中央向后突出。

2 外因

由于外力作用或风寒之邪刺激，导致腰脊柱内外力失衡，突出的髓核刺激周围组织产生损伤性炎症变化，形成混合性突出物，刺激或压迫神经根而产生神经根受损伤征象。若突出物压迫马尾神经，则会造成大小便障碍；若进入椎管，则可造成广泛的马尾神经损害。

?003

腰椎间盘突出症有什么症状？

腰椎间盘突出症患者常见症状如下。

❶ 腰部疼痛，可持续疼痛，也可呈间歇性反复发作，严重者不能久坐、久立、久行，翻身转侧困难，休息后症状减轻。

❷ 下肢放射性疼痛，可与腰痛同时出现，也可单独出现，咳嗽、大便用力、打喷嚏时疼痛及放射性疼痛加重。

❸ 患侧下肢有发凉感。

❹ 久病患者，常有主观麻木感，多局限于小腿后外侧、足背、足跟或足掌。

❺ 中央型髓核突出患者可见鞍区麻痹，甚至膀胱、直肠功能障碍。

?004

腰椎间盘突出症有什么体征？

腰椎间盘突出症患者常见体征如下。

❶ 第4~5腰椎或第5腰椎、第1骶椎棘旁及棘间两旁可

触及明显的压痛点，按压痛点时，可引起小腿或足部的放射性疼痛。

❷ 多数患者有不同程度的腰脊柱侧弯，生理前凸减小或消失，甚至后弓。

❸ 腰部前屈、后伸、侧弯、旋转等活动受限。

❹ 小腿前外或后外侧皮肤感觉减退。

❺ 患侧跟腱反射减退或消失，甚至肌肉萎缩。

❻ 据突出椎间盘位置的不同，可以出现足背伸、跖屈肌力的减弱。

第三章
腰背痛的鉴别

闪到腰后发生的急性腰痛就是急性腰扭伤吗？

急性腰扭伤与腰椎间盘突出症的症状特点有什么不同？

同样是慢性腰痛，第三腰椎横突综合征与腰椎间盘突出
  症的症状特点有什么不同？

同样会引起腿痛，腰椎间盘突出症与腰椎管狭窄症的
  症状特点有何不同？

……

第一节　筋骨病导致的腰背痛的鉴别

?001

闪到腰后发生的急性腰痛就是急性腰扭伤吗？

闪到腰后发生的急性腰痛不一定就是急性腰扭伤。

搬抬重物或腰部肌肉突然强烈收缩时，比如突然转身、跳跃或摔倒等，闪到腰，可能会发生急性腰扭伤，但是急性腰痛也可能是腰椎间盘突出症。

其发病机理是腰椎间盘已发生退行性病变，即患者的腰椎间盘先是失去了正常弹性，周边韧带松弛，又因为突然遭受不平衡外力，如弯腰提起重物、搬动抬举重物、长时间弯腰后猛然伸腰，甚至轻微扭动如弯腰洗脸、打喷嚏或咳嗽，过大的压力压迫椎间盘、髓核，腰椎间盘纤维环破裂，髓核突出，并压迫神经，产生腰痛、下肢放射性疼痛的症状。

? 002

急性腰扭伤与腰椎间盘突出症的症状特点有什么不同？

下面对腰椎间盘突出症与急性腰扭伤的症状特点分别进行介绍。

1 腰椎间盘突出症

腰椎间盘突出症常发生于 20~40 岁青壮年，男性多于女性。

腰椎间盘突出症主要发生在腰部外伤后，主要症状是腰痛，并且伴随下肢坐骨神经放射痛。

因为突出的椎间盘压迫神经根，所以临床上的症状表现多样，但主要为下腰部、臀后等部位的酸胀痛，患者难以指出确切位置，有时可有大腿前外侧疼痛。活动后症状可加重，也不能久坐、久站，平卧后下腰痛也不能立即缓解，症状一般易反复发作，持续时间长，可达数月或数年以上。

由于耐受性下降，患者通常坐 20 分钟左右就会出现腰部不适，弯腰困难，休息后可以使疼痛减轻。咳嗽、打喷嚏、用力排便等会使腰痛加剧，步行、弯腰、伸膝起坐等动作也会使疼痛加剧。

2 急性腰扭伤

急性腰扭伤的特点是受伤后以腰部剧烈疼痛为主。患者常用双手托住腰部，避免因活动而产生更剧烈的疼痛，腰部挺直、仰伏转侧困难，遇冷加重，休息后疼痛减轻，但是并不消除。

急性腰扭伤一般不伴随坐骨神经放射痛，同样咳嗽、打喷嚏、用力排便时腰痛加剧，但是一般不会出现下肢疼痛、麻木。

? 003

同样是慢性腰痛，第三腰椎横突综合征与腰椎间盘突出症的症状特点有什么不同？

第三腰椎横突综合征多是由于急性腰部损伤没有及时处理或者长期慢性劳损导致的周围组织损伤引起的慢性疼痛。它的主要表现是第 3 腰椎横突处明显压痛，这是和腰椎间盘突出症的重要鉴别点。第三腰椎横突综合征腰部疼痛常伴随同侧腰肌紧张，压迫第 3 腰椎横突会产生同侧腿部放射痛，向大腿后侧乃至腘窝处扩散，这一点和腰椎间盘突出症有些类似，但是第三腰椎横突综合征引起的是同侧下肢放射痛，放射痛的范围多不过膝。在活动度方面，第三腰椎横突综合征不同于腰椎间盘突出症的是第三腰椎横突综合征患者一般腰部活动无明显受限。

而腰椎间盘突出症主要为下腰部、臀后等部位的酸胀痛，患者难以指出确切位置。在活动度方面，腰椎间盘突出症患者进行腰部活动会加剧疼痛等症状，因此存在腰部活动受限的情况。

?004

同样会引起腿痛，腰椎间盘突出症与腰椎管狭窄症的症状特点有何不同？

腰椎间盘突出症引起的腿痛是放射性疼痛，腰部疼痛沿着神经根受压迫一侧的大腿后侧向下放射到小腿外侧、足跟部或者足背外侧。

而腰椎管狭窄症引起的腿痛多为双侧，可以交替出现，或者一侧轻，一侧重，其疼痛性质为酸痛、刺痛或者灼痛。间歇性跛行是其最突出的特点，表现为站立和行走时出现腰腿痛、麻木无力，不能再继续行走，休息后缓解，继续行走则症状又出现，但骑自行车无碍。

第二节　筋骨病与其他疾病导致的腰背痛的鉴别

?001

同样会表现为僵硬、背痛，胸椎小关节紊乱症与强直性脊柱炎有什么不同？

胸椎小关节紊乱症通常由外伤引起，主要症状为背痛，有些患者在外伤后即会出现，有的患者疼痛长期反复发作、时轻时重，稍长时间的坐、站、弯腰，便会酸痛难忍，伴随胸闷、呼吸不顺畅等症状。

而强直性脊柱炎是一种自身免疫性疾病，患者大多可检测出人白细胞抗原 B27（HLA-B27）指标阳性，主要表现为腰背部疼痛，疼痛不因休息而减轻，这是二者的显著不同点。强直性脊柱炎患者脊柱僵硬不灵活，脊柱各个方向的活动都受限，直至强直，表现为驼背畸形。

❓002

同样会表现为间歇性跛行，腰椎管狭窄症与血栓闭塞性脉管炎有什么区别？

血栓闭塞性脉管炎属于缓慢性、进行性疾病，表现为下肢麻木、酸胀、疼痛和间歇性跛行，足背动脉和胫后动脉搏动减弱或者消失，疾病后期会出现肢体远端溃疡或者坏死。

而腰椎管狭窄症患者的足背动脉、胫后动脉搏动是正常的，不会发生肢体坏死。

❓003

引起腰背痛的常见疾病还有哪些？

1 急性阑尾炎

急性阑尾炎也会表现为腰痛。虽然腹痛是急性阑尾炎最常见、最早期的症状，但是盲肠后位型阑尾炎的阑尾疼痛会转移至右腰部。

2 上尿路结石

上尿路结石也会表现为腰痛。剧烈的腰痛也可能是由肾、输尿管结石引起的肾绞痛，表现为难忍的阵发性疼痛，伴随大汗、恶心呕吐。

3 急性肾盂肾炎

急性肾盂肾炎也会表现出单侧或者双侧腰痛，伴随明显的肾区压痛、肋脊角叩痛，但是其病情发病快、急，常伴随发热、头痛、全身痛，以及恶心呕吐、尿频、尿急、尿痛等。

4 妇科疾病

妇科疾病中盆腔炎、痛经等也会伴随腰背痛，但是其有明显的妇科症状如阴道分泌物增多、经量增多和异常出血等。

第四章
腰背痛的治疗与调养

腰背痛时到医院挂什么科？

吃中药可以治疗腰背痛吗？和吃西药有什么不一样？

什么是中医外治疗法？

中医外治疗法治疗腰背痛的效果怎么样？有什么优势？

中医外治疗法治疗腰背痛有没有什么不良反应？如果出现了不良反应该怎么办？

……

第一节　腰背痛的治疗

❓001

腰背痛时到医院挂什么科？

如果患者感到腰背痛，可以考虑挂以下几个科室。

1 内科

如果疼痛与内脏功能有关，如肾结石导致的腰背痛，其疼痛是持续性的，往往伴随有排尿异常，比如有尿液颜色发红，或者伴有尿频、尿急等，或是由心脏病引起的放射性背痛，其疼痛多是放射痛、撕裂样痛、刀割样痛等，往往伴随有心胸部痛、心悸，甚至是呼吸困难等症状，可以通过相关内科进行检查和诊断。

2 骨科 / 外科

如果是由脊椎骨折引起的腰背痛，其典型的特点是在体位变化的时候，尤其是从卧床到直立或者是翻身的过程中，会出现疼痛加重。由于老年人骨质疏松，受到轻微外伤，即可因脊柱骨折而出现剧烈的腰背部疼痛，一定要及时就医。由脊柱侧弯引起的腰背痛，可能伴随有弯腰时疼痛加重的症状。若有上述情况的腰背痛，可以选择骨科就诊。

由脊柱肿瘤引起的腰背痛，其疼痛通常呈持续性，尤其是夜间疼痛加重，可能会使患者痛醒，并且随着肿瘤的增大，疼痛也会加重。对于这种情况的腰背痛可以选择外科就诊。

对于上述由脊柱结构性问题引起的腰背痛，骨科与外科医生会通过手术等方法进行治疗。

3 理疗科 / 康复科

对于由于肌肉劳损、坐姿不良等原因引起的腰背痛，其疼痛以酸胀为主，往往因受凉或劳累加重，卧床休息后减轻。理疗科医生会使用现代物理治疗的理疗技术、康复科医生会通过康复训练等方式帮助患者缓解疼痛。

4 神经科

如果疼痛与神经系统有关，如神经根炎、坐骨神经痛等，其特点往往表现为突然变化体位时出现放射样、针刺样或过电样疼痛。神经科医生会通过神经学检查来诊断和治疗。

5 针灸推拿科

腰背痛是针灸推拿科的常见疾病之一。针灸推拿科主要通过传统的中医疗法，如针灸、拔罐和推拿等方法来治疗疾病。对于腰背痛，这些方法有助于缓解疼痛、改善肌肉紧张和促进血液循环。针灸推拿科的治疗方法通常安全有效，且较少有不良反应，对于许多腰背痛患者来说是一个很好的选择。如果腰背痛的疼痛特点表现为局部酸痛、胀痛、刺痛，或者伴有下肢的放射性麻木与疼痛，可以选择针灸推拿科就诊。然而，如果患者情况严重或复杂，针灸推拿科医生可能会建议患者进行进一步的检查，或者与内科、外科、骨科等其他科室的医生进行会诊，以确保得到全面的治疗。

　　建议！患者可以在就医时详细描述疼痛情况，包括疼痛的部位、性质、持续时间以及是否有其他相关症状，以便医生可以做出正确的诊断和治疗建议。

? 002

吃中药可以治疗腰背痛吗？和吃西药有什么不一样？

　　西药治疗腰背痛常用止痛剂、抗炎剂与肌肉松弛剂，用药方式虽多变，但作用效果差别大，不良反应也大，并且会产生耐药性，而中医药治疗可有效弥补当今口服西药的不足，且口服中药治疗腰背痛疗效颇佳。

　　中医认为，腰背痛可能由气血不畅、经络阻塞、肝肾亏损等多种原因引起，因此通过中药调理可以起到活血化瘀、舒筋活络、强筋壮骨的作用。

　　中药治疗腰背痛不是照本宣科的治疗，而是以中医理论为指导依据的个性化治疗。通常包括以下几个方面。

　　❶ 辨证论治：中医根据腰背痛的不同症状和体征，将腰背痛分成不同的证型，证型的不同代表着病因的不同，进而开具不同的药方。

　　❷ 个体化治疗：中药方剂通常是根据个人的具体情况进

行调整的，因此可能需要根据患者的治疗反应和身体变化进行适当的调整。

❸ 综合治疗：中药治疗常常可以与针灸、推拿、拔罐等其他中医疗法结合使用，以提高治疗效果。

❹ 生活方式调整：中医还会建议患者调整生活方式，如改善饮食习惯、加强腰背肌肉锻炼、保持适当体重等，以帮助缓解腰背痛。

虽然中药治疗腰背痛在许多情况下是有效的，但并不适用于所有原因引起的腰背痛。对于一些由结构性病变（如骨折、脊柱侧弯、肿瘤等）引起的腰背痛，中药可能只能作为辅助治疗手段。此外，中药治疗需要一定的时间才能见效，且不排除有不良反应，因此在使用中药治疗腰背痛时，应在专业中医师的指导下进行，密切关注身体反应，并及时向医生进行反馈。

总之，中药治疗腰背痛是一个不错的选择，但应该在专业中医师的指导下进行，并与其他治疗手段结合，以达到最佳的治疗效果。

❓003

什么是中医外治疗法？

中医外治由来已久，其萌芽于原始社会，奠基于先秦，发展于汉唐，丰富于宋金元，成熟于明清，提高于现代，早在

《素问·至真要大论》便有"内者内治，外者外治"的说法。中医外治疗法便是以"中医外治"为特色的中医药疗法，其疗效独特且作用迅速，具有简、便、廉、验之特点，对于"不肯服药之人，不能服药之症"，更能显示出其治疗之独特。

中医外治疗法发展至今已逐渐丰满，治疗方法百花齐放，包括针灸、按摩、熏洗、针刀、敷贴、膏药、脐疗、足疗、耳穴疗法、物理疗法等百余种方法，治疗范围遍及内、外、妇、儿、骨伤、皮肤、五官、肛肠等各科。

❓ 004

中医外治疗法治疗腰背痛的效果怎么样？有什么优势？

中医外治疗法是一种常见的治疗腰背痛的中医治疗方法，其效果因个体差异、病情严重程度、治疗方法及实施者的经验等因素而异。

总体而言，中医外治疗法在治疗腰背痛方面具有以下优势。

1 安全性高

与口服药物相比，中医外治疗法避免了药物通过肝脏和肾脏的代谢过程，减少了内脏不良反应的风险。

2 直接作用

中医外治疗法可以直接作用于疼痛部位，通过皮肤吸收中药成分，提高了药物的局部浓度，从而增强了治疗效果。

3 促进气血流通

中医认为，腰背痛多由气血不畅、经脉瘀阻所致，中医外治法可以通过温通经脉、活血化瘀，促进气血流通，缓解疼痛。

4 综合调理

中医外治疗法不仅能够缓解疼痛，还能够调理身体机能，提高机体的自我修复能力。

? 005

中医外治疗法治疗腰背痛有没有什么不良反应？如果出现了不良反应该怎么办？

中医外治疗法对于一部分腰背痛患者可能会产生不适反应，具体如下所述。

1 皮肤过敏

部分患者可能对某些中药成分过敏，使用后可能出现皮肤红疹、瘙痒等过敏反应。

2 局部刺激

某些中药敷贴可能对皮肤产生刺激，尤其是浓度较高或刺激性较强的药物。

3 与其他药物相互作用

在使用中医外治疗法时，可能与患者正在服用的其他药物产生相互作用。

在使用过程中，患者应密切观察并感受身体的反应，如出现过敏、瘙痒等不良反应，应立即停止使用，并寻求医生帮助。

? 006

腰背痛发作可以选择哪些中医外治疗法？

1 非针刺类疗法

如果患者在腰背痛发作时需要治疗但又害怕扎针，可以选择以下几种中医外治疗法。

❶ 推拿：推拿治疗腰背痛可起到舒筋、活血、止痛的功

效，可以使腰背部肌肉得到放松，有利于局部炎症、水肿的消除，还可以改善腰椎间盘突出症神经受压患者腰部神经受到压迫的情况，进而缓解疼痛，恢复腰部活动功能。

　　推拿手法治疗腰背痛具有疗效好、患者接受度高等优点，在腰背痛的预防、治疗及后期康复上具有明显优势，为临床上常用的治疗方法。临床上常常以此方法配合其他治疗方法来治疗腰背痛。

　　❷ 拔罐：拔罐治疗腰背痛可以起到宣散局部气血、疏通经络、缓急止痛的功效。

　　拔罐能够吸出体内局部的湿气和寒气，刺激末梢神经，扩张毛细血管，提高新陈代谢速度，有利于神经和肌肉的修复，对于缓解腰背部肌肉疼痛和改善局部血液循环有很好的效果。

　　❸ 刮痧：刮痧治疗腰背痛具有通经活络、消肿止痛、祛瘀散寒的功效。

　　刮痧刺激皮肤后可使皮肤表面温度升高、局部组织血流量增加，有效地促进了局部微循环和组织新陈代谢，可以缓解腰背部的肌肉疼痛。

　　❹ 耳穴压豆：耳穴压豆是在耳针疗法的基础上发展起来的一种保健方法，治疗腰背痛具有调节气血、缓解疼痛、调节脏腑功能的功效。

　　中医认为，人的五脏六腑均可以在耳朵上找到相应的位置，当人体有病时，往往会在耳郭上的相关穴区出现反应，刺激这些相应的反应点及穴位，可起到防病治病的作用，这些反应点及穴位就是耳穴。通过在耳穴上压豆，可以刺激经络，促进气血运行，快速缓解局部肌肉紧张和疼痛。

❺ 艾灸：艾灸治疗腰背痛具有温经散寒、舒筋活络、消瘀散结的作用，可促进局部血液循环、水肿消退，减少或消除炎症渗出物对周围神经的刺激，进而放松痉挛的肌肉。

艾灸的种类和方式繁多，但不论如何施灸，灸法对腰背痛都有很好的疗效，尤其是对慢性劳损引起的腰背痛效果更明显。痛症有"得温则舒，遇寒则重"的性质，而艾灸具有温热作用，故在治疗由着凉引起的腰背痛时疗效也较为显著，能够达到减轻腰部疼痛、改善腰部活动能力的目的。

② 针刺类疗法

如果患者不拒绝扎针，可以在上面提及的治疗方法中选择适合的，并与下面介绍的针刺类疗法相配合。

❶ 针刺：针刺疗法是当前临床上治疗腰背痛最常选用的一种治疗方法，与特定的针刺手法配合使用能够达到舒筋活血、松解粘连、调和阴阳、扶正祛邪的治疗目的，是中医外治的代表方法，特别是针刺镇痛已获得国内外的广泛认可。

根据病情的需要，针刺不同的穴位能对腰背痛的疼痛起到缓解作用，在软组织损伤方面具有明显优势。特别是对于腰椎间盘突出症的患者，针刺可直接、持久刺激神经根，抗炎镇痛效果较好，可以促进骨关节功能的恢复，加速患者恢复。

❷ 电针：电针治疗是一种将传统针灸与现代电疗技术相结合的治疗方法，广泛用于治疗各种疼痛性疾病，包括腰背痛。目前，电针治疗腰背痛的效果已在临床中得到证实，许多临床实践指南将其列为腰背痛治疗的推荐方法之一。

需要注意的是，具有某些心脏类疾患的患者并不适合使用电针疗法。因此，在考虑电针治疗时，应与专业医疗人员沟通，进一步了解其可能的风险和适宜性。

❸ 刺络放血：刺络放血治疗腰背痛是中医传统疗法之一，它属于针灸的一种形式，但与传统的针灸有所不同。这种方法通过刺破皮肤表面的特定穴位或疼痛区域，放出少量血液，以达到活血化瘀、通经活络的目的，从而缓解腰背痛。

需要注意的是，这种治疗方法并不适合所有患者，特别是那些有出血倾向、感染或严重疾病的人。如果有这些隐患，最好提前告知医生。

❹ 耳针：耳针是指使用短毫针针刺或其他方法刺激耳穴，以诊治疾病的一种方法，与耳穴压豆一样，耳针治疗腰背痛具有调节气血、缓解疼痛、调节脏腑功能的功效。

需要注意的是，耳部针刺后容易出血，故耳针并不适合所有患者，特别是那些有出血倾向、耳部感染或严重疾病的人。在治疗结束后，请保持耳部的清洁，避免感染。

❺ 穴位埋线：穴位埋线治疗腰背痛可以缓解肌肉紧张，改善椎间盘病变，减轻疼痛感，是经络腧穴学说结合现代医学形成的一种新的特色治疗方法。

其原理是通过刺激穴位，调整人体的气血平衡，从而达到治疗疾病的效果。当线材被埋入穴位后，会逐渐被人体吸收，这个过程中会对穴位产生持续的刺激，从而加强治疗效果。

❻ 针刀：针刀治疗腰背痛是一种结合了传统中医针灸理论和现代西医手术技术的治疗方法。它主要用于治疗由肌肉紧张、软组织损伤、关节错位、椎间盘病变等引起的慢性疼痛。针刀疗法类似于西医的小针刀手术，但通常不涉及深层组织的切割，而是专注于浅层的切割和松解。

针刀治疗腰背痛的基本原理是利用针刀的锋利边缘对疼

痛区域的肌肉、肌腱、韧带等软组织进行切割、松解，以减轻组织粘连、缓解肌肉紧张和压迫，从而达到缓解疼痛和改善功能的目的。

❼ 穴位注射：穴位注射治疗腰背痛是一种结合了中医穴位理论和西医注射技术的治疗方法。它通过在特定的穴位上注射药物来达到缓解疼痛和改善局部血液循环的目的。这种治疗方法通常使用的药物有消炎止痛药、营养神经药、激素等，如用普鲁卡因等局部麻醉药注射，称穴位封闭疗法。

除上述提及的众多疗法之外，中药的各种外治疗法也正在逐渐推广应用，且对腰背痛的治疗均有收效。

以上这些方法都是在中医理论指导下，针对腰背痛进行治疗的有效手段。然而，具体选择哪种方法，还需根据患者具体情况和医生的建议来确定。在治疗过程中，请确保到正规医疗机构进行治疗，以确保安全和治疗效果。

最重要的是，如果在治疗后出现任何不适或异常反应，应立即联系医生，及时反馈。

❓007

扎完针后多久能洗澡？

扎完针后多久可以洗澡并没有一个固定的时间，这取决于多个因素，包括针刺的具体部位、患者的个人体质、洗澡的方式（如温水浴、热水浴或桑拿）以及洗澡时的水温。

　　一般来说，针刺治疗后建议患者等待一段时间再洗澡，以避免针灸部位感染，促进针眼愈合。以下是一些关于洗澡建议。

　　❶ 等待针眼闭合：针刺后，针刺部位可能会有微小的针眼，需要一定时间才能完全愈合。通常建议至少等待 24 小时后再洗澡。针刀、刺络放血、穴位埋线等要等待更长的时间，以减少感染的风险。

　　❷ 避免水温过高：如果洗澡，应避免使用过热的水，因为高温水可能会加剧针刺部位的出血或不适。温水浴通常被认为是较为安全的选择。

　　❸ 避免搓洗针刺部位：在洗澡时，应尽量避免搓洗针刺部位，以免损伤皮肤或影响针眼愈合。

　　❹ 注意个人体质：有些人的体质较为敏感，可能需要更长的时间才能恢复。在这些情况下，最好咨询针灸师的建议，并根据他们的指导进行。

　　❺ 保持针刺部位干燥：洗澡后，应确保针刺部位彻底干燥，防止细菌滋生和感染。

　　总之，关于接受针刺类疗法结束后多久能够洗澡，出于安全考虑，最好咨询患者针灸治疗师或医生，以避免隐患的发生。

❓008

热疗、光疗和电疗等理疗技术可以治疗腰背痛吗？

　　热疗、光疗和电疗等理疗技术是治疗腰背痛的常见方法之一。这些技术通常用于缓解疼痛、减少肌肉紧张和炎症，以及促进组织愈合。下面是这些理疗技术的介绍。

1 热疗

　　热疗通过应用热能（如热敷、热疗包、热石按摩等）来提高局部血液循环，减少肌肉紧张和疼痛，促进受伤组织修复。热疗还可以增加皮肤和肌肉的伸展性，减少肌肉痉挛。

2 光疗

　　光疗主要指利用特定波长的光线来治疗疾病，其中最常用的是红外线光疗和紫外线光疗。红外线光疗可以促进血液循环，减轻疼痛和肌肉紧张；紫外线光疗则可用于治疗皮肤疾病，如银屑病和痤疮，同时也有一定的抗炎作用。

3 电疗

　　电疗是使用电流来治疗疾病的方法，包括经皮电神经刺激、电针疗法、等幅正弦电流疗法等。经皮电神经刺激通过应用低强度电流来阻断疼痛信号的传递，从而缓解疼痛。电针疗法则是结合了针灸和电疗，通过在穴位上施加电流来产生治疗效果。等幅正弦电流疗法可以通过刺激神经和肌肉来促进血液循环和减轻疼痛。

这些理疗技术可以作为腰背痛综合治疗方案的一部分，与药物治疗、物理治疗、康复训练等结合可以增强腰背痛的治疗效果。

需要注意的是，理疗技术虽然众多，但具体选择哪种方法，还需根据患者具体情况和医生的建议来确定，以保证治疗效果和安全性。

❓ 009

腰背痛在什么情况下需要采用腰椎手术治疗？

手术可以在某些情况下治疗腰背痛，包括脊柱骨折、肿瘤、感染、退行性变（如骨质疏松或椎间盘退变）、脊柱侧弯、脊柱裂等。针对上述导致腰背痛的具体原因，手术可能是一种治疗选择。

以下是一些可能需要手术治疗的腰背痛情况。

1 脊柱骨折

如果骨折导致神经压迫或不稳定，可能需要手术固定或重建脊柱。

2 椎间盘突出

当椎间盘突出导致神经根受压时，可通过去除部分椎间盘或进行椎体融合以减轻压力。

3 脊柱肿瘤

如果腰背痛是由脊柱肿瘤引起的，手术可以切除肿瘤或减轻肿瘤对神经的压迫。

4 脊柱感染

如脊柱结核等感染性疾病，可能需要手术清创和抗生素治疗。

5 脊柱退行性疾病

如严重的骨质疏松或脊柱侧弯，可能需要手术治疗以改善脊柱的稳定性，减少疼痛。

6 脊柱先天性疾病

如脊柱裂等先天性疾病，可能需要手术修复或减轻其并发症。

需要明确的是，在手术治疗腰背痛之前，医生通常会尝试非手术治疗的保守治疗方法，如药物治疗、针灸、推拿、热疗、光疗等。只有在非手术治疗无效或腰背痛由严重疾病引起时，才会考虑手术。

❓010

腰背痛的治疗一般需要多久？会复发吗？

腰背痛的治疗时间和是否复发取决于多种因素，包括疼痛的原因、病情的严重程度、患者的年龄、健康状况以及治疗方法的选择和遵守程度。

1 一般治疗时间

（1）**急性腰背痛** 通常经过数天到数周的非手术治疗后会有所改善。在这个阶段，可能需要休息、物理治疗、药物治疗和适当活动，逐渐恢复。

（2）**慢性腰背痛** 可能需要数月甚至数年的治疗和康复。慢性疼痛的管理通常包括长期的物理治疗、药物治疗、生活方式的调整以及良好心态的维护。

2 复发风险

（1）**急性腰背痛** 如果治疗得当且患者遵循医嘱，复发的风险可以降低。即使经过治疗，一些患者可能仍然会有间歇性的疼痛，但通常不会像治疗前那样严重。

（2）**慢性腰背痛** 复发的风险较高。慢性疼痛往往更容易反复发作，而且可能需要长期的管理和治疗。需要明白的是，对于慢性腰背痛，治疗结束后的预防保健更有意义，日常生活中要注意纠正不良姿势，注意劳逸结合，适当锻炼，注意保暖，防止慢性腰背痛反复发作。

为了减少腰背痛复发的风险，患者可以在接受治疗后，经医生指导采取以下措施。

❶ 保持适度的身体活动，增强腰背肌肉的力量和灵活性。

❷ 改善日常生活中的姿势，避免重复的机械性劳动。

❸ 维持健康的生活方式，包括均衡饮食、适量运动和充足睡眠。

最重要的是，患者应该与医疗团队保持沟通，及时反馈治疗效果和任何新的症状，以便调整治疗方案，这会有效地缩短疗程。

第二节　腰背痛居家调养

❓001

腰背痛不经治疗，在家休养就能好吗？

腰背痛是一种常见的健康问题，其原因有很多，包括但不限于肌肉劳损、坐姿不良、体重过重、椎间盘病变或其他疾病。在某些情况下，轻微的腰背痛可能通过自我休息或者自我治疗得到缓解。但是，这并不意味着所有的腰背痛都可以自行消退，或者自我治疗总是有效的。

　　自行在家休养可能适合于一些轻微的腰背痛患者，但如果不进行正确的诊断和治疗，可能会导致疼痛加剧或慢性腰背痛的形成。

　　因此，如果遇到腰背痛问题，首先应该咨询专业的医疗人员，进行适当的检查并诊断，以确定疼痛的具体原因和合适的治疗方案，而不能盲目地自行在家休养，错过疾病的最佳治疗时机。

　　总之，腰背痛不应轻易自行处理，正确的做法是在专业医疗人员的指导下进行治疗和康复。如果有腰背痛，建议及时就医，获取专业的医疗建议，当然，如果医生认为患者腰背痛病情很轻微，自行休息就可以痊愈的话，也是没有问题的。

❓002

腰背痛时，按什么穴位可以缓解患者疼痛？

1 后溪

　　［位置］微握拳，第 5 指掌关节尺侧近端赤白肉际凹陷中（图 4-1）。

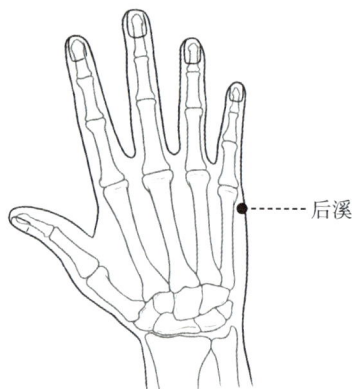

图 4-1　后溪

［功效］后溪穴是手太阳小肠经的穴位，也是八脉交会穴之一，通督脉，可以通过调理督脉气血进而影响脊柱功能，治疗脊柱部位的腰背痛。

［点按方法］可以用拇指指腹按揉后溪穴，也可以用拇指与食指的指甲掐揉后溪穴，穴位局部的感觉多以酸、胀、痛为主。

点按后溪穴时，待腰背疼痛稍有缓解后，患者主动或者旁边能有其他人扶住患者让其轻轻活动腰部，并适当加大活动范围，效果更佳。

注意！点按或掐揉后溪穴时力度要适中，不要过大。

2 手三里

［位置］手三里穴（图 4-2）位于前臂，肘横纹下 2 寸（食、中、无名指三指宽），阳溪与曲池的连线上，按揉有酸胀感的位置就是手三里穴。

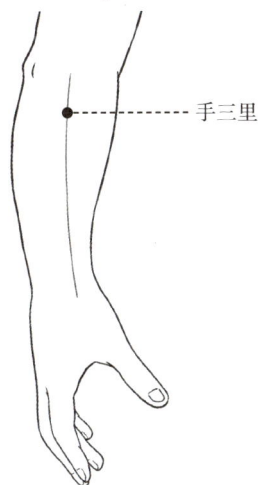

手三里

图 4-2 手三里

［功效］手三里穴是手阳明大肠经的穴位，为手阳明脉气所发之处，有舒经通络、消肿止痛的作用，可以有效缓解急性腰扭伤，也叫扭伤穴，可以治疗脊柱旁开 1 横指部位的腰背痛，临床上可用于配合治疗腰疼不伸、腰疼不得卧、肩背疾患等病症。

［点按方法］可两手交替按揉甚至拨动穴位。将一只手的拇指深按于另一侧手臂的手三里穴，像拨动琴弦一样往返拨动手指下的肌肉肌腱。按揉拨动手三里穴时，穴位局部的感觉应该以酸、胀、麻为主。按揉拨动手三里穴时不可让受伤的腰部受力，左右交替拨动两侧的手三里穴。

按揉拨动手三里穴时如果旁边能有其他人配合轻轻按揉患者腰部患侧的肌肉，或者扶住患者让其轻轻活动腰部，效果更佳。

切记！点揉拨动穴位时，千万不要用力过大，应该循序渐进的用力，以适度为宜，否则会导致皮下瘀血。

3 委中

［位置］委中穴（图4-3）在膝后区，腘横纹的中点处。

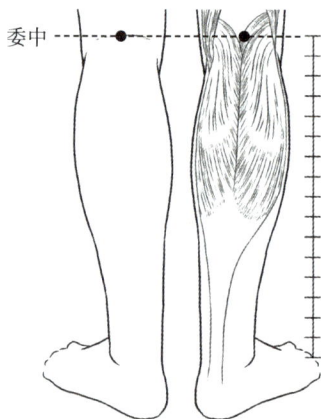

委中

图4-3　委中

［功效］委中穴是足太阳膀胱经的穴位，古有"腰背委中求"一说，是治疗腰背痛的特效穴位，可以治疗脊柱旁开2~4横指部位的腰背痛，有效缓解腰部肌肉紧张，预防腰痛。

［点按方法］用拇指、食指或中指等手指，在委中穴上轻轻按压3~5秒。以相对缓慢的速度，逐步加大压力，但要保证不让穴位过于疼痛。维持压力2~3分钟，然后慢慢松开。

此外，还可以使用按法。将手掌放在委中穴上，施加一定的压力，进行适当按摩，时间为3~5分钟。点穴时用力大些，可以帮助患者舒展紧张的肌肉，有助于改善血液循环和体内代谢。

需要知道的是，委中穴穴位范围广，穴位作用范围可以延申至合阳穴附近，因此，在点按委中穴时，可顺势点按至合阳穴。患者同时活动腰部，并逐渐加大活动范围，可明显增强效果。

但要注意不要过度施力，应该循序渐进的用力，以适度为宜，以免伤及身体组织，导致皮下瘀血。

4 腰痛点

［位置］腰痛点穴（图4-4）位于手背，第2、3掌骨及第4、5掌骨之间，当腕背侧远端横纹与掌指关节中点处，一手两穴。

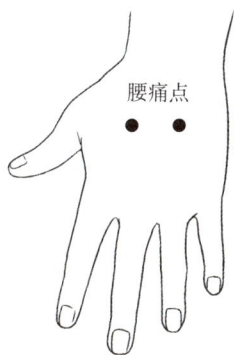

腰痛点

图4-4　腰痛点

［功效］腰痛点穴是中医奇穴，顾名思义，腰痛点穴是治疗各种腰痛的特效穴位，可以治疗侧腰部的腰背痛。

［点按方法］可用拇指指端点、按穴位。点按腰痛点穴时，穴位局部的感觉多以酸、麻、胀、痛为主。

点按腰痛点穴时，待腰背疼痛稍有缓解后，患者主动或者旁边有其他人扶住患者让其轻轻活动腰部，并适当加大活动范围，效果更佳。

注意！点揉腰痛点穴时，可以适当地用力点按，但用力不可以过大，应该循序渐进的用力，防止出现皮下瘀血。

?003

腰背痛的时候，可以自己暂时服用一些药物吗？

对于腰背痛，建议谨慎自我用药。腰背痛可能是由多种原因引起的，包括但不限于肌肉拉伤、骨折、神经压迫、关节炎等。错误的自我诊断和用药可能会延误病情，甚至造成更严重的健康问题。

如果出现腰背痛，在没有专业医疗建议的情况下自行服用药物，尤其是非处方药，可能会掩盖症状，导致延误正确的诊断和治疗。因此，请首先咨询专业的医疗人员，进行正确的诊断和治疗。医生会根据患者症状和检查结果，提供适当的治疗方案，可能包括药物治疗、物理治疗、手术治疗等。

如果真的疼痛难忍，在等待就医的过程中，可以在医生建议下，短期使用非处方止痛药如布洛芬、乙酰氨基酚等来缓解疼痛，但请严格按照说明使用，并注意药物的相互作用和不良反应。同时，需要注意的是，中成药要在中医药理论的指导下使用，非专业医护人员不可随意用药，避免对人体产生意外损伤。

切记！正确的医疗诊断和治疗才是应对健康问题最安全、最有效的方式。为了患者健康和安全，请不要在未咨询医生的情况下自行用药。

?004

腰背痛发作的时候，如何选择热敷与冷敷？

对于急性发作的腰背痛，或者因扭伤、运动后出现的腰背痛，在疼痛发作的 48 小时以内可以使用冷敷以减轻炎症和肿胀。

对于慢性腰背痛，或者因长时间维持一个姿势或过度劳累造成的腰背酸痛，可以通过热敷来放松肌肉。

❓005

腰背痛发作时，能自己在家尝试理疗技术吗？需要注意什么？

1 注意事项

腰背痛发作时，可以自己在家尝试理疗。但首先要说明的是，在尝试任何理疗技术之前，请考虑以下事项。

❶ 咨询医生：在尝试任何理疗技术之前，最好先咨询医生或理疗师，确保这些方法适合患者具体情况。

❷ 个人适应性：了解自己的身体状况，如果对某些理疗技术有过敏反应或不适，应立即停止使用。

❸ 安全第一：在使用任何理疗技术时，确保遵循安全指南，避免造成伤害。

❹ 监控效果：在使用理疗技术时，注意观察疼痛和舒适度的变化，以及是否有不良反应。

如果疼痛持续或加剧，或者有任何疑虑，应立即停止使用用理疗技术，并咨询专业医疗人员。

2 理疗技术

在家尝试理疗技术时，可以采取一些基本的方法，但请注意，这些自我护理措施不能替代专业医疗建议和治疗。以下是一些常见的理疗技术，以及在家尝试时的注意事项。

（1）热疗

❶ 使用热水袋、热敷垫或热敷包，放在疼痛区域上。

❷ 注意不要直接将热源放在皮肤上，要用毛巾包裹，以免烫伤。

❸ 避免睡觉时使用热源，以免过热或翻滚导致烫伤。

❹ 如果有炎症、感染或皮肤破损，不要使用热疗。

（2）光疗

❶ 如果使用紫外线光疗，建议在专业医疗人员的指导下进行，以确保安全和效果。

❷ 使用红外线加热器时，保持安全距离，避免过热。

❸ 如果有皮肤敏感或疾病，不要使用光疗。

（3）电疗

❶ 未经医生指导，不要在家中自行使用电疗设备，因为这需要专业的知识和技能。

❷ 如果医生推荐使用经皮电神经刺激设备，请按照医生的指导和说明书操作。

❸ 不要将电疗设备置于水龙头、沐浴或其他水源附近，以防电击。

第五章
腰背痛的康复

腰背痛一般需要多久才能康复?

拔罐可以帮助腰背痛康复吗?

腰背痛康复期可以自行使用艾灸吗?

腰背痛康复期如何逐步恢复运动锻炼?

中医传统功法可以帮助腰背痛康复吗?

……

第一节　如何加快腰背痛的康复

❓001

腰背痛一般需要多久才能康复？

腰背痛的康复时间因人而异，取决于病因、病情严重程度以及治疗措施等因素。

一般来说，轻度的腰背痛可能在几天到几周内得到改善，而严重的腰背痛可能需要数月甚至更长时间才能完全康复。

例如急性腰扭伤病程较短，经过及时治疗，可加速康复进程，以免转为慢性劳损延误病程；腰椎间盘突出引起的疼痛一般康复期时间较长，康复过程中可伴有持续疼痛，反复发作，需要较长的康复过程。

康复过程中，合理的休息、适当的运动、物理治疗、药物治疗等都可能对康复起到积极作用。建议及时就医，接受专业医生的指导和治疗，以便更快康复。

?002

视频 1 拔气罐

拔罐可以帮助腰背痛康复吗?

拔罐具有温通经络、祛风散寒、行气活血、消肿止痛、扶正固本等作用。一般使用腰背部定罐或走罐治疗,在医生专业的操作下,通过拔罐治疗可以有效地帮助腰背痛患者康复。

比较常见的罐的吸拔方法有火罐法、抽气罐(视频 1)。医用多为火罐,操作更需技术;家庭拔罐比较推荐较为安全简便的抽气罐法。

拔罐时可选择肌肉丰厚有弹性、毛发较少、无骨骼凹凸的部位,操作时动作需稳、准、轻、快。注意体位的舒适性,拔罐后不要移动体位,同时拔多个罐时,罐与罐之间需要保持一定距离。

如果腰背部有皮肤破损,则不宜在皮损处拔罐。起罐时,一手握住罐体腰底部,另一只手的拇指或食指轻轻按压罐口边缘的皮肤,使皮肤与罐口之间产生空隙,则罐可自然落下。家用抽气罐起罐时可将气阀拉开(图 5-1),使空气进入罐内,罐即自然脱落。起罐时切忌用力猛拔,以免造成疼痛或皮肤损伤。

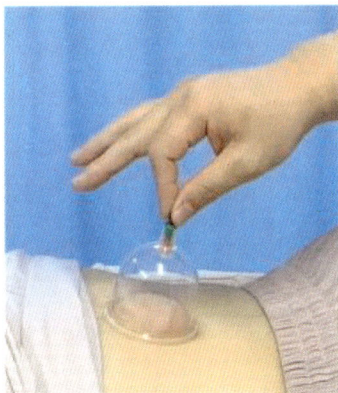

图 5-1 拉开抽气罐气阀

?003

腰背痛康复期可以自行使用艾灸吗？

视频 2　悬灸

艾灸具有扶阳助气、温经散寒、消瘀散结等作用，不仅适用于腰背痛康复期，在日常生活中也常常作为一种保健方法。

艾灸的种类也很多，更推荐在医生专业指导下进行使用。

若是在家中自行使用，推荐使用悬灸法（图5-2、视频2）：将艾卷的

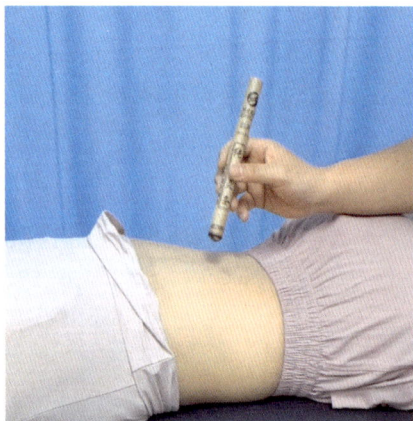

图 5-2　悬灸

一端点燃，在腰部距离皮肤 2~3cm 处进行熏灼，可固定一处或左右移动或反复旋转施灸，使皮肤感到温热而无灼痛为宜，一般进行 10~15 分钟，至皮肤红晕为度。操作过程中注意防止烫伤。

❓ 004

腰背痛康复期如何逐步恢复运动锻炼？

腰背痛康复期逐步恢复锻炼非常重要，可以帮助加强腰部肌肉和支撑结构，预防症状复发。以下是一些逐步恢复锻炼的建议。

1 温和的伸展运动

患者可以从一些温和的伸展运动开始锻炼，如脊柱的伸展，可以帮助缓解紧张的肌肉，增加关节的灵活性。如：猫式伸展（图 5-3）。

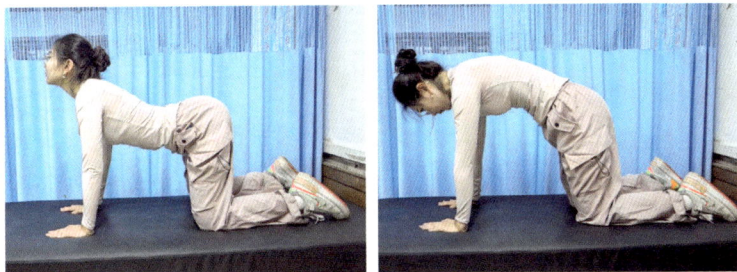

图 5-3　猫式伸展

［动作要领］四点支撑，即两臂支撑于肩的正下方，与地面保持垂直，膝盖跪地，大腿也与地面保持垂直，脚背贴地面。吸气时头向前抬起，背部下塌，臀部向上翘，像猫一样；呼气时低头，下巴靠向胸部，背拱起，成圆拱形。每次反复做 10 遍。

2 核心稳定性训练

核心稳定性训练可以帮助加强腹部和腰部肌肉，提高躯干的稳定性，减少腰背痛的发生。常见的核心训练包括"五点支撑""飞燕点水""平板支撑"等。

五点支撑

［动作要领］仰卧位，双侧屈肘、屈膝，双脚与肩同宽，双手自然放在身体的侧面，以头、双足、双肩五点作支撑，用力把腰拱起，大腿与上半身在同一平面上，停留 5~10 秒钟。反复多次（图 5-4）。

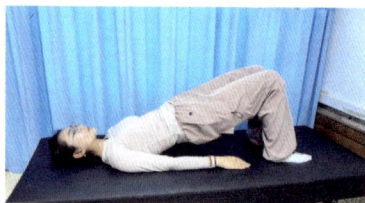

图 5-4　五点支撑

飞燕点水

［动作要领］俯卧位，双上肢靠身旁伸直，头、肩并带动双上肢向后上方抬起，双下肢直腿向后上抬高，进而两个动作合并同时形成飞燕状，停留 1~3 秒，反复多次（图 5-5）。

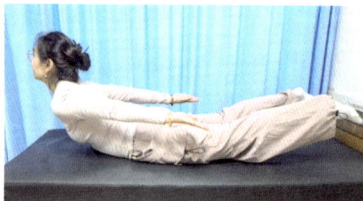

图 5-5　飞燕点水

平板支撑

［动作要领］俯卧，双肘弯曲，前臂平放在地面上，手肘位于肩膀的正下方。从头部到脚跟，身体应该是一条直线。不要让臀部下沉或翘起，保持骨盆中立。眼睛看向地面，保持均匀呼吸，停留 30~60 秒，反复多次（图 5-6）。

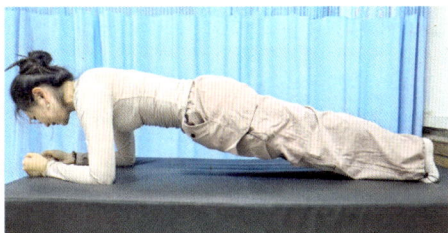

图 5-6　平板支撑

3 逐步增加负荷

在逐步康复的过程中，可以逐渐增加运动的负荷和强度，但要避免过度劳累和损伤。可以尝试逐渐增加重量、次数或者运动时间。

4 有氧运动

逐渐引入一些有氧运动，如散步、慢跑、游泳等，可以提高心肺功能，促进血液循环，有助于康复和减少腰背痛的发生。

5 定期休息

在锻炼过程中要注意适当休息，避免过度疲劳和损伤。合理安排锻炼和休息时间，有助于身体的康复和适应。

在进行康复期锻炼时，建议根据个人的实际情况和医生的建议进行合理安排，选择适合的运动项目。如果在锻炼过程中出现疼痛或不适，应立即停止运动并就医咨询。

中医传统功法可以帮助腰背痛康复吗？

八段锦、易筋经等中医传统功法有助于腰部肌肉的活动与放松，并且可以增强身体柔韧性，避免腰部肌肉僵硬，有助于腰背部肌肉功能恢复，而且对于全身经络有疏通作用。

八段锦是一种传统的健身方法，起源于北宋，至今已有八百多年的历史。八段锦分为八段，每段均包含一系列的动作，旨在调和阴阳、通理三焦，通过动静结合的方式达到强身健体的目的。其中，"两手攀足固肾腰"（图5-7）可以通过身体前俯和后仰的动作，增强腰部及下腹部的力量。

易筋经源于秦汉时期术士的导引之术，共有十二势，于唐宋年间传入少林，成为僧人们打坐参禅之余活血化瘀的健身功法。其中，"青龙探爪势"

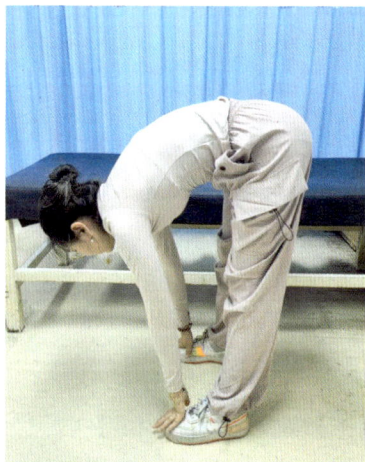

图5-7　八段锦（两手攀足固肾腰）

（图5-8）可以通过身体转动、前屈下按与握固起身等动作松解带脉，锻炼肝气，强健腰脊。

需要注意的是，在练习中医传统功法的过程中，也应关注感受自己身体情况，如有不适应立即停止并及时就医，在专业人员指导下根据个人情况选择更合适的动作。

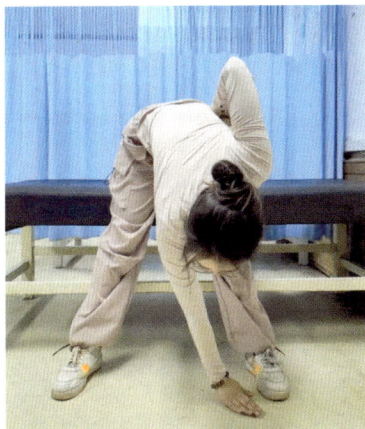

图 5-8　易筋经（青龙探爪势）

? 006

腰背痛康复期可以做腰背部拉伸动作吗？适合做哪些动作？

腰背痛康复期适宜进行适当的拉伸动作，可以缓解腰部肌肉紧张，有助于腰部肌肉功能的恢复。可以尝试以下推荐的2种动作，在做动作的过程中注意要柔和缓慢。

1 眼镜蛇式

［动作要领］双手撑在胸部两侧，五指用力张开，压实于地面，小臂尽量垂直于地面，吸气，双手用力推地，双肩互夹，将上半身撑起，胸腔向两侧打开，感受腹部的拉伸，注意

手肘不要超伸，呼气，将额头抬起，眼睛平视前方，保持 3~5 个呼吸，手肘弯曲，身体缓缓俯卧下来，双手放在体侧，掌心朝上，侧脸贴地放松（图 5-9）。

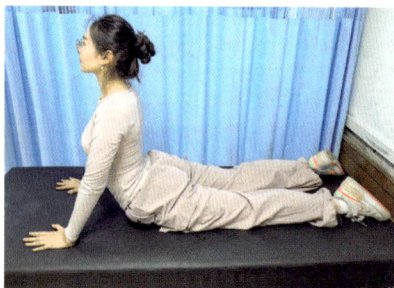

图 5-9　眼镜蛇式

2 婴儿式

［动作要领］双手和膝盖放在地上，臀部向后下沉，靠在脚后跟上。当向前折叠时，以髋部为折叠点，将腹部放在大腿上，前额触碰地面，手臂自然伸到身体前方，手心朝下，深呼吸，并放松任何紧张或紧绷的区域，保持这个姿势最多 1 分钟（图 5-10）。

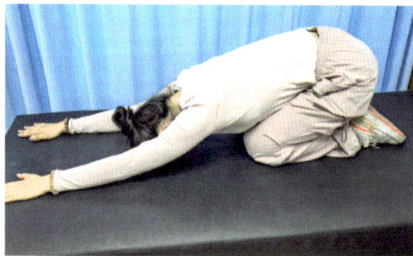

图 5-10　婴儿式

? 007

腰背部拉伸动作如果做不到位应该怎么办？有没有不良后果？

首先，可以尽量选择从仰卧位屈膝收腹（图5-11）与飞燕点水等简单一点的动作开始进行康复运动。

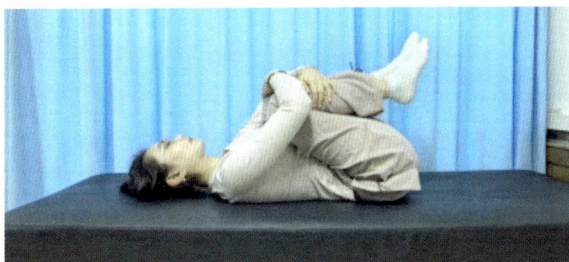

图 5-11　仰卧位屈膝收腹

其次，对于动作的幅度可以根据自身情况而定，以感觉到肌肉微微酸胀而无明显疼痛为宜，可以逐步加大幅度，切忌一开始用蛮力快速大幅度地进行腰部的运动。

正确的运动可以恢复腰部肌肉功能，若强行增大运动幅度可能会进一步造成腰部肌肉损伤，加重症状。

008

自我按摩可以帮助腰背痛康复吗?

视频3 自我按摩腰背部

可以根据自身情况轻柔地点按腰背部肌肉隆起处,也可以使用掌心摩擦骶尾部,可以起到活血化瘀的作用,使腰部气血更加通畅。

推荐自我按摩方法(图5-12、视频3):身体正坐或站立,双手握拳,用食指掌指关节点住手能够到的腰椎最上段,吸气时向腹部方向垂直按压,感觉酸胀后,保持掌指关节不离开体表,按压的同时腰部挺直,从上到下,边按推边挺腰边向下按,一直按到骶骨为止,从上到下按推3~5遍。也可用拇指点按痛点1分钟,或双手搓擦腰背部至微微发热。

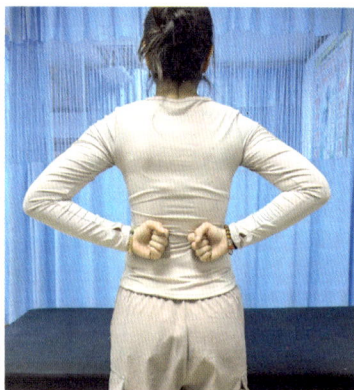

图5-12　自我按摩腰背部

?009

腰背痛康复期需不需要穿戴护腰，有没有适合腰背痛康复期穿戴的护腰产品？

在腰背痛康复期间，护腰可以起到一定的支撑和保护作用，有助于减轻腰部压力，缓解疼痛，提高舒适度。但是需要注意的是，长期依赖护腰可能会导致腰部肌肉萎缩，减弱腰部稳定性，因此在康复期间使用护腰是有限制的。

以下是一些常见的护腰用品推荐。

1 腰带

腰带是最常见的护腰产品，通过提供压力和支撑来缓解腰部疼痛。应选择质量好、透气性好的腰带，避免长时间佩戴。

2 腰围

腰围是一种环绕在腰部的支撑产品，可以提供轻微的压力和支撑，适用于日常生活中需要长时间站立或坐着的人群。

3 腰椎牵引器

腰椎牵引器可以通过牵拉腰椎，减轻腰部压力，缓解腰背痛。使用时要根据医生建议和产品说明书正确操作。

4 腰部热敷腰带

腰部热敷腰带可以通过提供热敷疗法，促进血液循环，缓解肌肉疼痛和僵硬，有助于康复。

在选择护腰产品时，建议根据个人的实际情况和医生的建议选择合适的产品，并注意正确佩戴和使用。同时，护腰只能作为辅助手段，不能替代康复锻炼和其他治疗措施。如果腰背痛症状严重或持续时间较长，建议及时就医，接受专业医生的诊断和治疗。

?010

腰背痛康复期是否还需要一直服药治疗？

腰背痛康复期间也需要严格遵循医生制定的治疗方案，包括服药、物理治疗、康复训练等。不要自行增减药物剂量或停止治疗，以免影响康复效果。

定期复查是必不可少的，有助于监测病情的变化和康复效果。同时，按医生或康复师的建议进行康复训练，加强腰背部肌肉力量和柔韧性。

第二节　腰背痛康复期需要注意什么

❓001

腰背痛康复期不可以做哪些运动？

康复期要注意避免如跳绳、跑步、篮球、足球等对腰背部冲击较大的运动，或者含有快速弯腰、大幅度旋转腰部的剧烈运动。应注意运动时间不宜过久，同时还应注意的是，长时间站立或坐着等保持同一姿势很可能会加剧腰背部的疼痛。

需要明确的原则是，腰背痛康复期不应进行过于剧烈或者大幅度活动，尤其是弯腰搬重物（图 5-13）这种两者兼具的活动，而是应以小幅度、温和的活动为主。

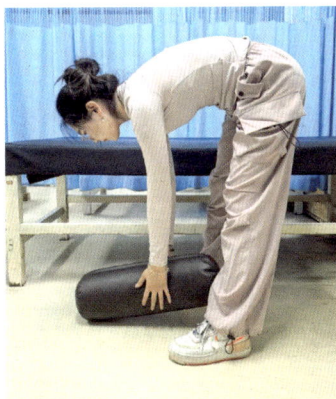

图 5-13　弯腰搬重物

? 002

腰背痛康复期是否应注意坐姿和站姿？注意事项有哪些？

正确的坐姿（图 5-14、图 5-15）和站姿（图 5-16、图 5-17）对于腰背痛的康复至关重要，腰背痛康复期不宜久坐或久站，应适当进行活动，保持腰背部的舒适感。

坐位时应保持腰背部挺直，驼背、向两侧歪斜或跷二郎腿都会造成脊柱左右不均衡的受力，最终造成脊柱侧弯，加重腰背部压力。

站立时应保持腰背部直立，弯腰驼背会造成骨盆前倾或后倾，而单侧下肢受力则会造成脊柱侧弯，都会给腰背部带来更大的压力。

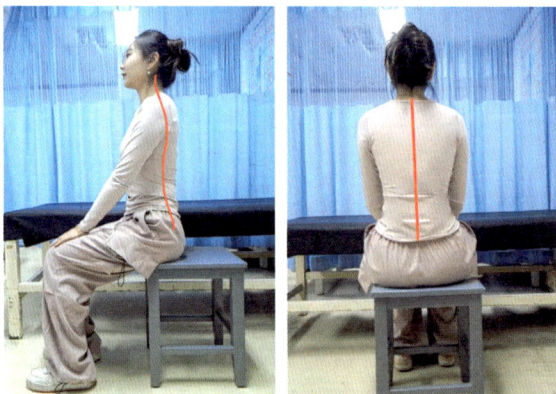

图 5-14　正确坐姿

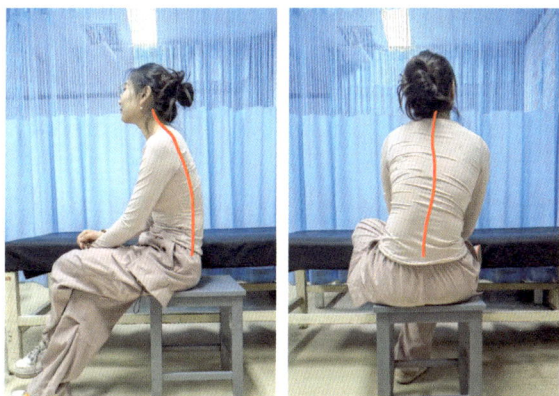

图 5–15 错误坐姿

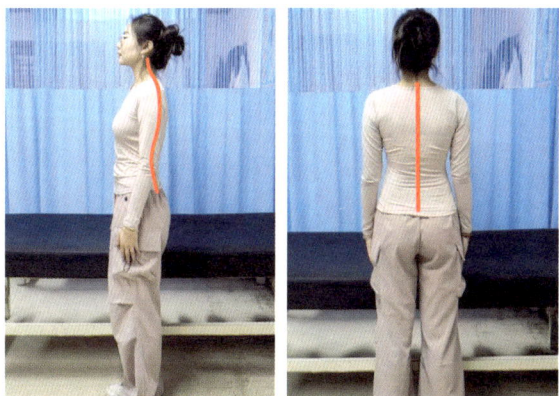

图 5–16 正确站姿

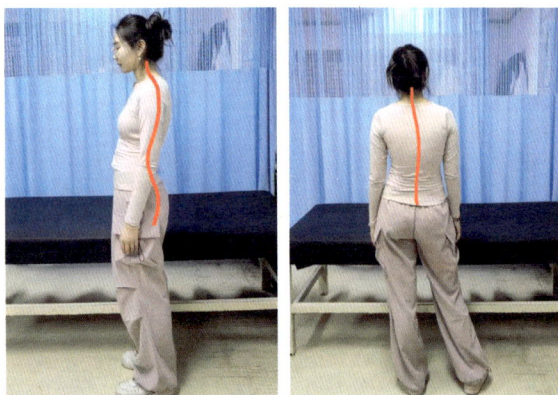

图 5-17 错误站姿

❓003

腰背痛康复期适合睡硬一点的床还是软一点的床？哪种睡姿利于康复？

在腰背痛康复期间，选择适合的床垫对于缓解疼痛、促进康复非常重要。一般来说，对于大多数腰背痛患者，睡硬一点的床垫可能更有利于康复。这是因为硬床能够提供更好的支撑和稳定性，有助于保持脊柱的正常曲度，减少腰部压力，缓解疼痛。以下是一些睡眠相关的建议。

1 中等硬度的床垫

中等硬度的床垫是一个不错的选择，既不会过于硬导致不适，也不会过于软缺乏支撑。

2 记忆海绵床垫

记忆海绵床垫可以根据身体的轮廓提供定制支撑，有助于减轻压力，缓解腰背痛。

3 调整睡姿

不论床垫硬度如何，保持正确的睡姿（图5-18）同样重要。侧卧时可以在腰部下放一条小枕头，仰卧时可以在膝盖下放一个枕头，以保持脊柱的正常曲度。

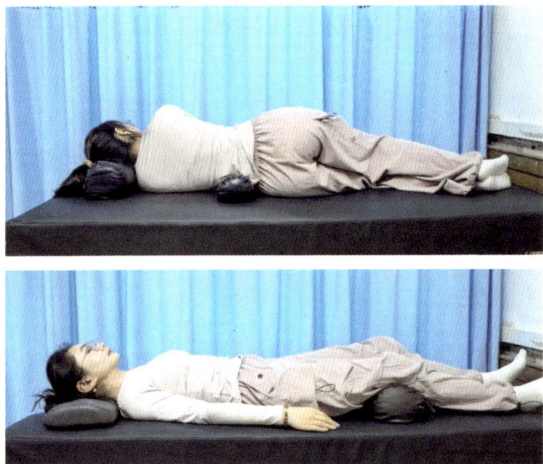

图 5-18 正确睡姿

4 根据个人感受

床垫的选择也要考虑个人的感受，有些人可能更适应硬床，有些人可能更适应软床，可以根据自己的感受进行尝试和调整。

　　总的来说，选择硬一点的床垫可能更有利于腰背痛的康复，但具体的选择还是要根据个人的实际情况和感受来调整。如果腰背痛症状严重或持续时间较长，建议及时就医，接受专业医生的诊断和治疗。

? 004

康复期间日常的生活习惯需要注意什么？有没有推荐的运动？

　　在康复期间，良好的生活习惯对于腰背痛的康复也非常重要，包括保持良好的睡眠质量、合理饮食、避免熬夜和过度劳累等。同时应避免剧烈运动和提起重物，以免加重腰背痛症状。建议选择适量的运动，如散步、游泳等，有助于促进康复。

? 005

乐观的心态对于康复重要吗？

　　有研究表明，长期的身体不适以及焦虑情绪会影响大脑的功能，并在脑部产生相应的病变。因此，乐观的心态对于康复至关重要。遇到困难或痛苦时，保持积极乐观的心态，相信自己能够康复，有助于加速康复进程。

总的来说，腰背痛康复期间需要患者积极配合医生的治疗方案，注意生活习惯和姿势，定期复查，认真进行康复训练，保持乐观的心态。只有综合这些因素，才能更好地促进康复进程，减轻疼痛，提高生活质量。

? 006

腰背痛康复期间多久复查一次？

在腰背痛康复期间，复查的频率和时间间隔应该根据个体情况、病情严重程度以及医生的建议来确定。一般来说，以下几点可以作为参考。

1 初次诊断后的复查

在初次就诊后，医生通常会制定治疗方案，并建议初期复查以评估治疗效果。这个初期复查的时间间隔一般为1~2周，以确保治疗方案的有效性。

2 康复治疗过程中的复查

在康复治疗过程中，复查的频率会根据病情的严重程度和康复效果而定。通常建议在治疗初期每1~2周复查一次，随着症状缓解和康复进展，复查的时间间隔可以逐渐延长。

3 症状变化或复发时的复查

如果在康复期间出现症状加重、新的症状出现或症状复发等情况，应及时向医生汇报，并根据医生建议进行复查。在这种情况下，复查的时间间隔会相应缩短。

4 康复结束后的复查

在症状明显缓解并完成康复治疗后，医生可能会建议定期复查以监测病情的稳定性，预防复发。复查的时间间隔一般为3~6个月一次，具体情况还需根据医生的建议而定。

总的来说，腰背痛康复期间复查的时间间隔应根据个体情况和医生的建议来确定。及时复查有助于监测病情的变化、评估治疗效果，确保康复进程顺利进行。如果有任何疑问或症状变化，建议及时向医生咨询并按医嘱进行复查。

第六章
腰背痛的预防

引起腰背痛的不良习惯有哪些？

什么是正确的体态？如何避免引起腰背痛的

　　不良习惯？

如何防止腰背痛发生？

怎样及时注意到腰背疾病的发生？

自己在家中如何通过推拿来放松腰部？

……

第一节　腰背痛日常生活中的预防

❓001

引起腰背痛的不良习惯有哪些？

急性腰扭伤的预防主要是从日常生活中的习惯开始，不正确的坐立行及睡眠姿势都会对腰部产生伤害。

1 久坐

长期处于坐姿会使机体持续保持屈髋姿势，髂腰肌一直收紧就会导致正常髋关节打开的状态下也趋向收缩，这就是所谓的张力过大。髂腰肌如果张力过大，就会把腰椎向前下拉并带动骨盆转动，出现骨盆前倾。

此外，坐着时，脊柱承载巨大的压力，若坐姿不良，会使得脊柱的生理曲度发生改变，颈椎、腰椎生理曲度消失，胸椎后凸加重，形成"驼背"体态。

2 跷二郎腿

人们在跷二郎腿时，翘起的腿臀部的梨状肌被拉长，对侧臀部的梨状肌收缩，两边肌肉不平衡，骨盆出现侧倾，并伴随腰椎侧弯，体态上表现为翘起侧的髂骨高，未翘侧的髂骨低，或者翘起侧的腿长，对侧腿短，这种姿态往往导致一侧腰痛。

3 久站

长时间站立，会使腰椎和背部肌肉持续承受压力，导致肌肉僵硬、腰酸背痛，甚则骨盆前倾，严重的时候还会出现腰椎间盘突出，最终导致腰背疼痛。

4 长期弯腰

当腰前屈时，人的重心前移，重力增大，骶棘肌拉力矩增大，脊柱总负荷增加，腰部处于过度负重状态，反复弯腰易造成腰背肌肉劳损、脊柱退变。被牵拉与被再扭转是人的脊柱最不能承受的外力之一，也是造成腰背部损伤的重要原因。

5 侧卧屈腿睡

屈腿睡觉时（图 6-1），膝盖、腿部和髋关节都处于一种不自然的体态，腰椎受到过度的压力和牵拉，长时间保持这种姿势会导致腰部肌肉劳损，腰椎间盘突出。

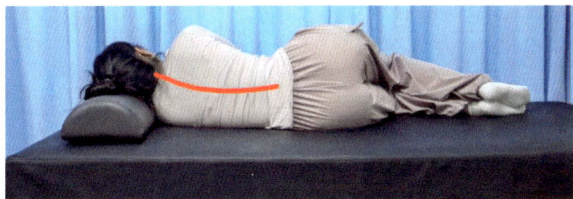

图 6-1　侧卧屈腿睡

6 腰部活动过猛、过快

如果腰部突然发力或用力过猛，腰椎间盘组织突然承受超负荷的爆发力，容易使椎间盘损伤。特别是对于腰椎间盘突出患者而言，使用爆发力容易撕裂本来稳定的腰椎间盘纤维环伤口，加重病情。生活中需要腰部用力时，切记应先活动一下腰部，再缓慢用力。

❓002

什么是正确的体态？如何避免引起腰背痛的不良习惯？

1 站姿

站立时，两脚平站，双脚与肩同宽，挺胸收腹，不要弯腰驼背（图 5-16）。这样可以使脊柱保持在中立位置，减轻背部和颈部的压力，使全身的力量正确传达到地面，减少肌肉关节的不当受力。需要注意的是，站立时间不宜过长，尤其是单脚站立时间不要过长。

2 坐姿

调节座椅至合适高度，头部保持水平，头顶延长，避免后缩脖子，背部维持脊柱正常生理弧度，肩膀放松，双肩等高，保持肘关节屈曲、髋关节屈曲、膝关节屈曲约为 90°，确保臀部位置等于或略高于膝盖，以保持身体的平衡和稳定性，双脚平放于地面（图 5-14）。

另外，避免长时间坐位，至少每 2 个小时起身活动 10~15

分钟，可以做转体、左右侧屈、前屈后伸等放松运动。

3 卧姿

卧位时，如果扭曲身体、长期高枕保持侧卧位或俯卧位，会非常不利于脊柱健康，影响脊柱正常的生理曲线。因此，不要长期处于侧卧位或其他体位，尽量选择仰卧位，保持脊椎和头在一条线上。若进行侧卧睡，双膝位置应比腰胯位置低，以保持脊椎的自然曲线不偏移。可以在两腿之间夹一个枕头，以平衡腰部的压力，缓解身体压迫。侧睡时，枕头应拉到完全支撑脖子的位置，避免悬空，还应注意手臂的位置，避免手臂因长时间压迫而发麻。

不要选择太软的床垫，应选择中等强度的床垫，保持脊柱的正常生理结构，以免影响脊柱的生长发育。较胖者可以选择睡稍硬的床垫，因为体重较重会引起床垫变形，影响脊柱曲度；较瘦者可以睡稍软的床垫。

? 003

如何防止腰背痛发生？

1 减少搬运重物

搬运重物被认为与急性腰背痛的发作最为密切，而其危险性又随着搬运重物的重量增加而增大。若搬抬过程中突然变换体位，参与活动的肌肉、运动单位及肌纤维协调不一致即可造成急性损伤。体力劳动时，应避免搬运过重的物品，可以使用手推车或搬运带等工具。

对于从事体力劳动者来说，要改善劳动条件，劳动时注意力要集中，注意保护腰部，纠正不良姿态，避免经常进行直接的弯腰动作，减少意外发生。

若搬运重物，应减少向前弯腰的幅度，蹲下时保持腰部挺直，并抓紧重物，两脚站稳，收紧腹部，使用腿部力量提起重物，不要扭动身体，保持平衡，避免身体向一侧倾斜（图6-2）。对于已经有腰部不适的人群，应维持腰椎中立位，通过臀部及大腿后侧肌肉发力来避免腰椎负荷。搬起重物后，尽量使重物靠近腹部，并保持在肚脐高度，避免举到肩膀上方或手臂外伸，改变方向时，保持背部挺直，通过改变脚部方向来调整前进方向。

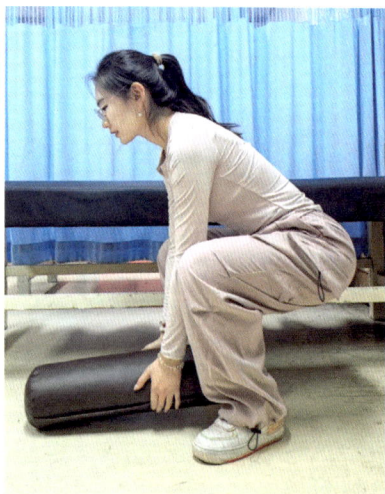

图 6-2　正确搬重物姿势

2 尽量使用双肩背包

背包时应选择双肩包，单肩包可能导致肩部和颈部的肌肉劳损。由于单肩包只能够由一侧肩膀承担重量，长期佩戴会导致该侧肩膀和颈部的肌肉处于持续的紧张状态，导致疼痛和劳损。

尤其是对于青少年人群而言，其脊柱正处于发育阶段，长期背单肩包可能会导致脊柱两侧受力不平衡，从而引发脊柱侧弯。同时尽量减轻书包的重量，减少背包时间。

3 控制体重

胖人腰腹部容易堆积脂肪，导致腰椎承受压力明显变大，长期受压可能会导致腰部软组织损伤，而且脂肪向外突出，为保持正常姿势，重心就会前移，造成腰椎生理曲度发生明显的变化，出现腰部疼痛。

4 腰部保暖

一定要积极避免腰部受凉，平常可以进行一些局部的热敷。腰部周围有很多肌肉、韧带和小关节，如果不注意保暖就会造成局部受凉，容易发生保护性肌肉痉挛，从而引起腰部疼痛等不适。而且腰部保暖可以增加腰椎周围肌肉的血运，降低炎症因子的刺激，有助于肌肉的新陈代谢。腰部保暖对于腰背部肌筋膜炎、腰椎间盘突出症等疾病的预防有很大意义。

此外，进行腰部保暖对于腰部的软组织与骨组织也具有良好的保护作用。即使在夏季，腰部也应注意保暖，空调温度不能开得过低。冬季更要注意防寒保暖，不穿低腰裤和过短的上衣。

5 合理饮食

日常生活中，应注意营养均衡，合理膳食，摄取足够的钙质和蛋白质，如牛奶、豆制品、蔬菜等，满足身体的需要。每天适度晒太阳，防止骨质疏松症，预防疼痛发生。

? 004

怎样及时注意到腰背疾病的发生？

腰背痛是指腰部和背部疼痛，是很常见的症状，可见于脊椎、韧带和椎间盘病变，也可见于胸膜、肺、肾、胰、直肠、前列腺、子宫等邻近脏器的病变。

1 腰背部疼痛

疼痛是大多数疾病都具有的症状，有些人在损伤的时候可以感到腰部有响声或是"撕裂感"，损伤后即感受到腰部剧烈疼痛，呈刀割样或撕裂样疼痛。疼痛多在一侧，也可能两侧都痛，较重的患者疼痛会向臀部及大腿内侧放射。为了减轻腰痛，患者常以两手扶住腰部以固定。

当腰背感受到疼痛时，需留意疼痛的类型、疼痛的部位和程度、发病时间和可能的病因、既往病史、心理精神状况等相关信息。疼痛轻微时可自行在家休养；若疼痛剧烈或迁延不愈，则需前往医院就医，寻求诊断和治疗。

2 腰背部活动受限

除了疼痛，腰背疾病发生时，腰部的运动及负重功能也会受到限制。日常生活中，脊椎屈曲、扭转和伸展的能力减弱。其中，弯曲和伸展活动受限是最常见的情况，包括前倾、后仰的活动能力减弱。典型的疾病有腰椎间盘突出症、腰椎滑脱等。

侧弯活动受限是另一类常见的脊柱活动问题。从症状上看，患者多表现为脊柱向一侧弯曲，影响到正常的站立和行走。旋转活动受限则较为罕见，通常是由于疾病如脊椎炎等引起的。这种情况下，脊柱的旋转活动范围减小，患者可能会感到疼痛，以及换步、转向等行动受阻。

此外，由于局部损伤，可以感觉到整个腰背部肌肉都是紧张的，并可触及腰背部局部的压痛。

无论是由于什么原因，一旦出现脊柱活动受限的症状，都需要及时就医，准确诊断症状出现的原因，以期进行有效治疗，早日恢复正常的生活。

第二节　腰背部放松锻炼方法

❓001

自己在家中如何通过推拿来放松腰部？

可以根据自身情况轻柔地点按腰背部肌肉隆起处，也可以使用掌心摩擦骶尾部，可起到活血化瘀的作用，使腰部气血更加通畅。推荐自我按摩方法见第五章第一节。

在自我按摩的基础上，还可以配合点穴手法以更好地放松腰背部。

1 腰背部紧张不适的点穴法

患者可通过点按委中穴、指掐手三里穴、按揉合谷穴缓解腰背部紧张不适。委中、手三里穴的位置、功效和点按方法见第四章第二节"腰背痛居家调养"。

合谷穴

[位置]合谷穴（图 6-3）在手背，第 1、2 掌骨间，当第 2 掌骨桡侧的中点处。

合，有交结、合拢之意；谷，指山谷。本穴在第 1、2 掌骨之间，即拇指、食指相合处，此处犹如深谷。以一手的拇指指间关节横纹，放在另一手拇指、食指之间的指蹼缘上，拇指尖下即是合谷穴。

[功效]合谷穴是手阳明大肠经的腧穴，有镇静止痛、通

经活经、清热解表等作用，是止痛名穴。按压合谷穴，可以放松腰背部肌肉。

[点按方法] 用单手或双手拇指螺纹面置于合谷穴，拇指和前臂部主动用力，进行节律性按压揉动，也可以用拇指指端或螺纹面按压合谷穴，按压时用力要由轻到重，稳而持续。

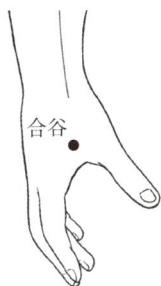
图 6-3　合谷

2 腰背部发凉的点穴法

患者可通过揉后溪、关元穴缓解腰背部发凉。后溪穴位置、功效和点按方法见第四章第二节"腰背痛居家调养"。

关元穴

[位置] 关元穴（图6-4）在下腹部，脐中下3寸，前正中线上，属任脉，又属小肠募穴，为人身元阴元阳关藏之处，故名关元。

[功效] 关元穴为人体保健要穴，有温肾壮阳、补助元气的功效，可用于体质虚弱、受风者的保健。

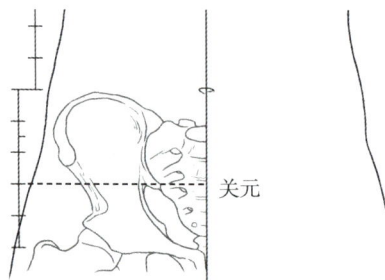

图 6-4　关元

［点按方法］按摩时双手交叠，以掌根为着力点，在关元穴部位画圈按揉，亦可用中指或食指进行小幅度环形按揉。用力要轻柔和缓，以舒适为度。揉法可行 50~100 次，按法可按 1~2 分钟，早晚各一次。

需要注意的是，孕妇不可自行按摩关元穴。

?002

日常锻炼有助于预防腰背痛吗？

腰背部肌肉是维持腰椎稳定性的重要结构之一，加强腰背部肌肉的锻炼，有助于维持及增强腰椎的稳定性，从而延缓腰椎劳损退变的进程，可以有效地预防急慢性腰背部损伤和腰背痛的发生。

运动尤其是针对性地加强腰腹部的运动是预防慢性腰痛发生的"良药"，但大强度的活动反而会导致腰痛。因此，选择合适的运动内容和运动强度是预防慢性腰痛发生的关键。积极地通过正确的锻炼去预防腰痛发生是一种主动的方法，能够预防并减少腰痛的发生。

因此，对于通过锻炼预防腰痛的发生，应该认识到正确锻炼的重要性，只有正确的锻炼才能有效预防腰痛发生，而错误的锻炼对腰痛的预防可能并无帮助，甚至会加重症状。

❓003

怎样正确锻炼腰背？

1 全身运动

全身运动是锻炼腰背部的一个重要部分，进行全身运动需要腰背部肌肉、韧带、骨骼相互配合，能够从整体上锻炼腰背部的各个系统，增加腰背部的力量和协调性，预防腰背痛疾病。常见的全身运动有游泳、跑步、球类运动等，也可以进行八段锦、易筋经等功法训练。

2 腰背部运动

腰背部运动能有针对性地锻炼腰部肌肉，帮助增加肌肉的力量与耐力，缓解肌肉疲劳，从而预防由于肌肉力量薄弱而引发的腰部疾病和局部肌肉的炎症、痉挛。

　　由于腰部的活动是多组肌肉共同作用的复合运动，因此不同的局部运动在锻炼时有各自的侧重点。如五点支撑、四点跪交替两点跪侧重于多裂肌的锻炼；小燕飞侧重于竖脊肌的锻炼；单侧卧撑侧重于同侧的腹肌的锻炼；引体向上侧重于背阔肌的锻炼；抱膝蹲立侧重于小腿三头肌的锻炼；仰卧交替抬腿侧重于腰大肌的锻炼。

　　具体的活动方式如下。

　　❶ 五点支撑：五点支撑可以锻炼腰背肌肉。操作要领见第五章第一节。

　　❷ 飞燕点水：飞燕点水可以锻炼背伸肌。操作要领见第五章第一节。

　　❸ 引体向上：双手正握单杠，握距约为肩宽的 1.5 倍，身体自然下垂伸直。动作过程中，主要依靠上背部肌群发力，以及肱二头肌等肌群的协助，将身体向上拉起，直到单杠触及或接近胸部，静止 1 秒钟，使背阔肌彻底收缩。然后逐渐放松背阔肌，让身体徐徐下降，直到回复完全下垂，重复进行。

　　❹ 抱膝蹲立（图 6-5）：站立，双脚与肩同宽，上体前屈，慢慢下蹲，两手抱膝。

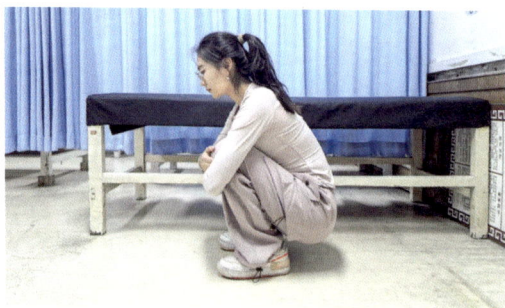

图 6-5　抱膝蹲立

❺ 屈膝收腹（图6-6）：仰卧位，收腹，膝关节屈曲，双手交叉置于胸前，后背用力压床。

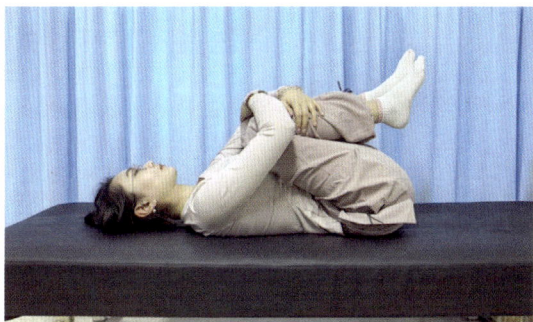

图 6-6　屈膝收腹

❓004

锻炼腰背有什么注意事项？

1 锻炼腰背前的注意事项

❶ 锻炼腰背要在身体舒适的情况下进行，不要在腰痛时进行腰部锻炼。

❷ 锻炼需要与进食隔开一段时间，不要餐后立刻锻炼或锻炼完立刻进餐。

❸ 锻炼前准备好舒适的衣物与对应的装备，并且要做好热身。尤其是对于没有运动经验的人群，最好在康复医生或专

业教练的指导下进行锻炼，避免由于运动不当而造成的损伤。

2 锻炼腰背时的注意事项

❶ 锻炼过程中需要适当补充水分，较长时间运动还需要适当补充能量、电解质。

❷ 锻炼要适量、有规律，养成良好的习惯，避免运动损伤。

❸ 在康复运动训练中，如果出现明显的疼痛或不适感，如身体任何部位的疼痛、头晕、心慌、呼吸急促或困难等，应立即停止训练，并咨询专业医生或康复师的意见。

❹ 保持积极心态，锻炼是一个长期的过程，不会一蹴而就，过程中可能会遇到各种困难。保持积极的心态可以帮助坚持训练，提高康复效果。

❺ 锻炼后要进行适当的拉伸。拉伸可以舒筋活络，解痉止痛，可使肌肉痉挛得到充分缓解，肌肉纤维恢复弹性及顺应性，解除肌肉疲劳，缓解肌肉疼痛症状，同时还可以恢复肌肉血液供应。